신발안창 없이 발 교정하기

Corriger le pied sans semelle

신발안창 없이 발 교정하기

엎침 발과 뒤침 발, 그리고 염좌를 예방하기

김 민 호 외 옮김

Frédéric Brigaud

Corriger le pied sans semelle

Pied pronateur, supinateur
& prévention des entorses

영 문 출 판 사

■ 옮긴이

김민호 영산대학교 태권도학부 동양무예전공 교수

김항진 MPI 모던필라테스 대표

성기석 서울특별시 걷기연맹 회장

Udo Moenig 영산대학교 태권도학부 태권도전공 교수

정형국 안산대학교 물리치료과 교수

Corriger le pied sans semelle by Frédéric Brigaud

이 번역서는 영산대학교의 지원을 받아 출판되었습니다.

신발안창 없이 발 교정하기

2017년 6월 15일 초판인쇄
2017년 6월 20일 초판발행

지은이 : Frédéric Brigaud
옮긴이 : 김 민 호 외
발행인 : 박 병 조
발행처 : 도서출판 영문출판사
등 록 : 1987년 12월 21일 제2-419호
주 소 : 서울시 강남구 삼성동 69-1
전 화 : (02) 514-5590, 776-5590
팩 스 : (02) 756-8943
홈페이지 : www.ymsbook.net
E-mail : yeongmunsa@empal.com
정 가 : 20,000원
ISBN 978-89-7224-413-4 93510

※ 파본은 교환해 드립니다.

목차

역자서문

우리의 삶에서 가장 경이로운 사실 중 하나는 바로 두 발로 걷는 것일 것이다. 두 발로 자유롭게 걷고 달릴 수 있다는 것은, 비록 유인원들이 두 발로 걷는다 하더라도 걸음 걸이는 불안정하고 오랫동안 지속되지 않는다. 인간이 지닐 수 있는 특권 중 하나이다. 하지만, 우리는 자신들의 걸음걸이에 대해 얼마나 알고 있으며, 얼마나 인식하고 있는가? 라고 자문을 하였을 때 그리 긍정적인 답변을 할 수 없을 것이다. 우리 몸에서 지면과 처음으로 접촉하는 부위인 '발' 은 몸에서 가장 아래에 위치해 있기 때문에 때로는 무시당하고 괄시받는 경우가 많고 특별한 이유가 없으면 자세히 관찰할 기회가 없을 것이다.

우리는 발이 우리의 삶을 지탱해 준다는 중요성을 잊고 살다가, 염좌, 사고, 부상 등 어떠한 계기로 발의 작용에 문제가 발생했을 때, 비로소 되돌아보게 된다. 하지만 이러한 예정된 사고는 이미 우리의 걸음걸이에서 그 전조를 보여주고 있다. 그리고 그 과정에서 문제를 해결할 수 있다는 단서를 제공하고 있지만, 우리의 인식부족으로 인해 알아차리고 있지 못하고 있다.

저자는 걸음걸이에서 엎침 발과 뒤침 발의 위험성을 경고하면서 지금의 교정방법과 교정신발안창의 한계성과 문제점을 상세하게 설명한다. 또한 우리에게 발에 대한 새로운 접근방법과 인식방법을 제시하고 있다. 발은 하나의 덩어리가 아니라 발의 구조를 3영역으로 구분하면서 걷거나 달릴 때 각 부위들의 역할을 알기 쉽게 서술하였고 교정방법을 제시해 준다. 특히, 뒤틀림 관절 복합체와 뒤틀림 관절 경계선의 중요성을 강조하고 있다. 또한 우리가 중요시하는 발의 궁(arch)의 역할에 대한 설명은 기존의 상식을 뛰어넘기 때문에 우리에게 발에 대한 다른 접근 방법을 제시하고 있다.

이 책은 걸음걸이에 문제가 있는 사람들, 스포츠 선수, 운동 처방사, 재활 치료사 등 발에 관한 전문가이든 비전문가이든 모든 사람들에게 좋은 길잡이가 되리라 확신한다.

이 번역본이 완성될 때까지 물심양면으로 도와주신 영문출판사 박병조 사장님께 감사드리며,
옆에서 항상 도와주고 있는 인생의 동반자인 오주연에게 고마움을 느낀다.

역자대표 김 민 호

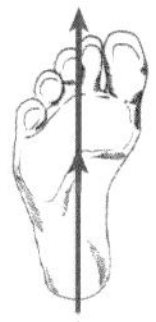

들어가는 말 (Introduction)

잠깐 동안, 신발과 양말을 벗고 발을 움직여 본다. 발을 움직이면서 첫 번째로 발목을 굽히고 펴는데, 이 때 발을 올리고 내릴 수 있다. 그리고 난 후 발을 안쪽번짐(내번)과 가쪽번짐(외번)으로 움직이면, 발을 안쪽으로 또는 바깥쪽으로 돌릴 수 있다. 마지막으로 발가락을 굽히고 펼 수 있다. 그 후 맨발인 상태에서, 오른쪽 다리를 꼬아 오른쪽 발목을 왼쪽 허벅지 위에 올리고, 발의 전체적인 모습과 발의 여러 부위들을 관찰한다. 이러한 자세에서, 발뒤꿈치, 발목(안쪽복사), 발 안쪽궁을 느낀다. 또한 이러한 자세에서 발뒤꿈치가 움직이지 못하도록 왼손으로 발뒤꿈치를 잡고, 발가락 뿌리 부위인 전족부(전족궁)를 오른손으로 잡고, 걸레를 짜듯이 발을 비튼다. 이 뒤틀림은 안쪽궁을 편평하게 하거나 움푹 들어가게 하여 안쪽궁의 형태를 변형시키는데, 이러한 뒤틀림은 단지 전족부(앞발)와 후족부(뒤발)에서 발생하는 뒤틀림 움직임이라는 것을 알 수 있다.

이러한 뒤틀림은 왜 유용한가? 전족부와 후족부 사이의 구조는 발을 움직이는데 매우 중요하다. 왜냐하면, 나중에 설명하겠지만, 이 뒤틀림 구조는 발이 바닥을 효율적으로 받치고, 다리의 안정성을 효율적으로 유지하며, 다리관절을 효율적으로 보호할 수 있도록 한다. 유감스럽게도, 오늘날의 신발은 발이 뒤틀어지는 구조를 변화시키고, 게다가 이 뒤틀림 구조를 움직이지 못하게 하여, 맨발인 상태에서도 이 뒤틀림이 올바르게 작동시키지 못하게 한다. 왜냐하면 신발은 발이 자유롭게 움직이지 못하게 하고 발을 경직화시키기 때문이다. 발이 뒤틀어지는 구조는 어떠한 기능을 하는가? 손으로 전족부를 잡고 돌리면, 발의 다른 부위(후족부), 다시 말해 다리와는 별개로, 전족부의 (측면)기울기가 변한다. 발이 바닥을 밟을 때, 뒤틀림 구조의 결과인 전족부와 후족부의 독립성은, 발이 울퉁불퉁한 바닥에 닿을 때, 다리에 충격이 전달되지 않도록 하면서, 발의 안정성과 균형을 증가시키면서 기울어진 바닥의 충격을 흡수하고/무력화 시킨다. 게다가, ***이 뒤틀림 구조는 바닥과 접한 면을 변형시키지 않으면서 다리가 옆으로 기울면서 바닥을 누르게 한다.*** 예를 들어 미끄러지듯이 내딛는 발동작(pas chassé 무용용어, 역자 주)에서, ***다리가 어떻게 기울어지든 간에, 발이 바닥을 밟는 효율성을 증가시킨다.*** 이러한 구조로 인해, 전족부는 지속적으로 다리가 기울어지는 정도에 따라, 바닥의 경사에 따라, 그리고 나중에 설명하겠지만, 다리의 방향에 따라, 바닥과 발의 나머지 부위사이에서 이 부위들을 연결하는 독립적인 연결요소가 된다. 이 구조로 인해 발은 가장 효과적으로 바닥에 닿는다.

이러한 범주에서, 전족부와 후족부의 뒤틀림으로 생긴 안쪽궁은, 발이 바닥을 밟을 때 바닥을 밟는 강도와 바닥모양에 따라, 지속적으로 움직인다. 그렇다면 엎침 신발이나 뒤침 신발 범주에 해당되는 신발을 신으면 발 《모양이 변하고 변한모양을 고정시켜》 ***엎침 발, 뒤침 발 또는 일반적 발***에서 안쪽궁은 어떻게 되는가? 발은 딱딱하고, 고정되고 불가역성이라고 생각을 한다면, 위에서 언급한 내용과는 모순적이지 않는가? 발모양을 고정시키려고 했던 수십 년간의 노력이 틀렸다면? 안쪽궁을 움푹 파이게 하거나 편평하게 하면서, 발길이를 늘이거나 또는 줄이면서, 전족부에 비해서 발뒤꿈치의 위치를 측면으로 이동시키며, 바닥을 밟는 발모양을 순간적으로 어떻게 바꿀 수 있는가를 이해한다면, 조금 전에 제시한

질문에 대한 답변을 찾을 수 있다. 호도스코프에 왜 놀라는가!(그림. 1) 전족부와 후족부 사이에서 일어나는 순간적인 움직임을 고려하면, 신발의 한계와 제약을 역시 인지할 수 있을 것이다.

다리〔목말뼈(talus)/정강뼈(tibia)/종아리뼈(fibula)〕에 비해서 수평면에서 발의 방향을 올바르게 놓지 않으면 엎침(회내) 발 또는 뒤침(회외) 발모양이 나타나고, 이 때 발뒤꿈치가 기울고, 이러한 발 자세로 인해 발목이 기울고 변형된 안쪽궁 모양이 나타난다는 것을 이해할 수 있을 것이다. 공중에서, 만약 다리는 움직이지 않고 발만 안쪽으로 또는 바깥쪽으로 움직이는 것이 가능하다면, ***일반적인*** 발로 발달시킬 수 있다. 게다가, 뒤틀림의 구조에 이러한 움직임을 결합시키면, 기능적인 발로 발달시키는 방법이 있다[1].

그림. 1

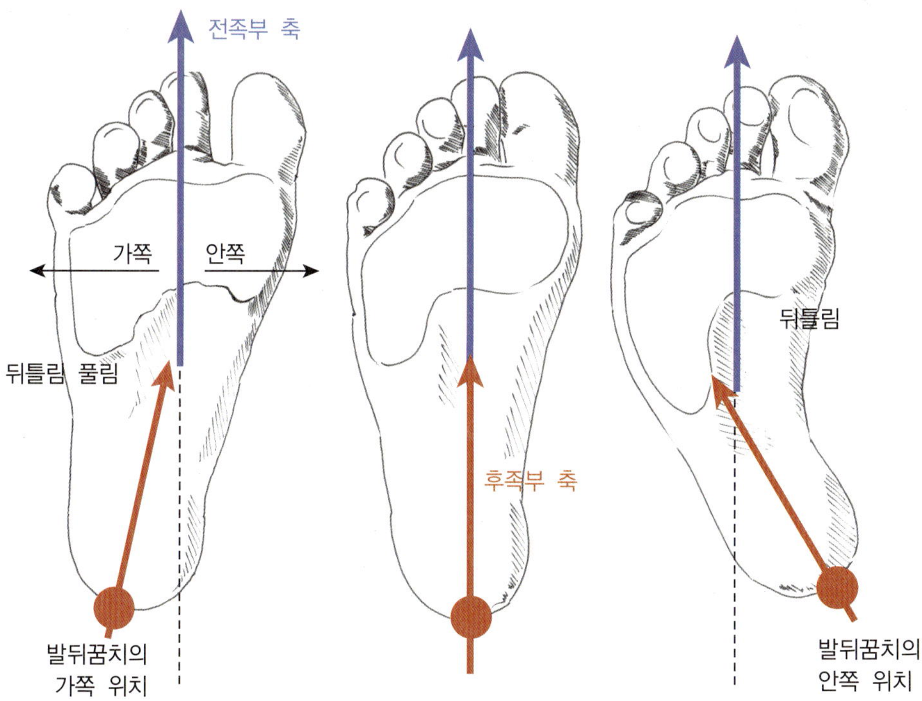

1 이 책에서, 발/또는 다리의 생체역학과 기능을 손상시키는 신경 손상, 근육 손상, 또는 병, 감염과 상처와 같은 외상성이거나 선천적인 발의 변형, 기형에 대해서는 다루지 않는다. 여기서는 엎침 발 또는 뒤침 발을 만드는 정적인 상태, 자세 그리고 발을 고정시킬 때 생기는 문제점들만을 언급하는데, 이 결함들은 교정될 수 있다. 전문가는 발에 문제가 있는 사람에게 정보를 제공할 수 있고, 발의 불안정한 자세를 진단할 수 있다(부록 참조).

이 책은 발의 작용, 안쪽궁의 형성과 ***엎침 발, 뒤침 발 또는 일반적인 발***의 특징에 대해 정확히 판단할 수 있는 시각을 갖게 되는 방법을 제공한다; 이 용어들은 이해하기에 매우 간단한 개념들인데, 왜냐하면 일상적으로 사용하는 참조들과는 다른 참조들을 사용하기 때문에 독자들이 접근하기에는 매우 용이하다. 이 책에서는 간단하게 행할 수 있는 연속적인 움직임과 연습방법들을 제시하는데, 이는 엎침 발, 뒤침 발이 ***기능적인 발***이 되는 방법을 제공한다. 또한 걷기, 달리기, 일상적인 신체활동이나 스포츠 활동, 재활에서 ***기능적인 발***의 유용성을 설명할 것이다. 발의 최적의 생체역학 구조의 유용성과 이 구조를 적용시킬 수 있도록 하기 위해 이 책에서 발에 관한 개념들을 다른 관점에서 의도적으로 반복해서 사용할 것이다.

독서 단계

이 책은 읽기 쉽게 하기 위해 3 단계로 나누어진다; 가장 많이 사용되는 용어들이 있는 ***주요한*** 목차들은 밑줄을 그었고, 다른 장들은 이 지식을 심화하도록 하였고, 더 공부하고 싶은 독자들은, ***최적의 생체역학***이라고 제목을 붙인 단락을 자세히 참조하길 바란다.

주목할 것

이 책은 플래시 코드(Qr 코드), 2차원의 바코드(막대부호)가 있는데, 휴대폰으로 영상을 볼 수 있다. 이 책을 읽는 동안 플래시 코드를 볼 수 있는데, 이는 이 책에서 제시하는 어떤 훈련이나 움직임을 더 잘 보기 위해서이다, 휴대폰에서 《QR code》를 다운로드 받을 수 있다. 휴대폰에서 어플리케이션을 실행하고 플래시 코드를 겨냥하면 멀티메디아 내용을 볼 수 있다.

만약 이러한 휴대폰이 없어 영상을 볼 수 없거나 또는 유튜브에서 직접 영상을 보기를 원한다면, 이 영상을 볼 수 있는 주소는 다음과 같다:

http://bit.ly/1FNYULH

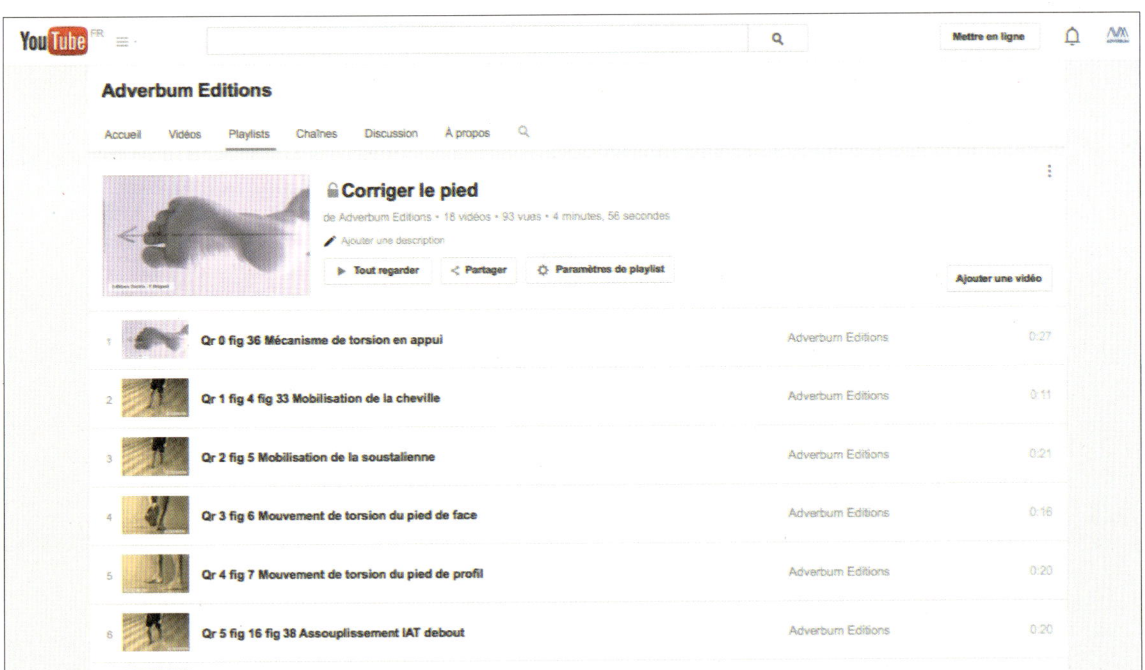

1장
발에 관한 또 다른 개념

발은 하나로 된 덩어리가 아니다

발은 발목 주위에만 관절로 연결된 한 덩어리가 아니라, 3부위(그림. 2)로 나누어져 있고, 이 부위들(전족부, 후족부, 목말뼈)은 각각 별도로 움직인다. 따라서 발의 방향은 발 전체모양과 발의 기능적인 작용의 단계를 결정한다. 그리고 발의 작용을 인식하고 이해하는 방법은 중요한데, 이 점은 발의 작용을 조정하는데 매우 중요하다.

❖ 전족부와 후족부는 여러 뼈로 구성되어 있고 뼈들은 각각 별도로 움직인다. 여기서 관심을 가지는 것은, 3부위(전족부, 후족부, 목말뼈)사이에서 작용하는 발전체의 움직임이다. 발가락의 유동성이 매우 중요하다 할지라도, 발가락의 움직임을 분리하는 것은 유용하지 않다. 왜냐하면, 발가락의 유동성이 없으면, 발전체의 기능이 변하기 때문이다. 여기서 이 3부위는 움직임에 관여하는 것 이상으로 발의 전체 움직임에 더 적합하다는 것을 고려해해야 한다.

그림. 2

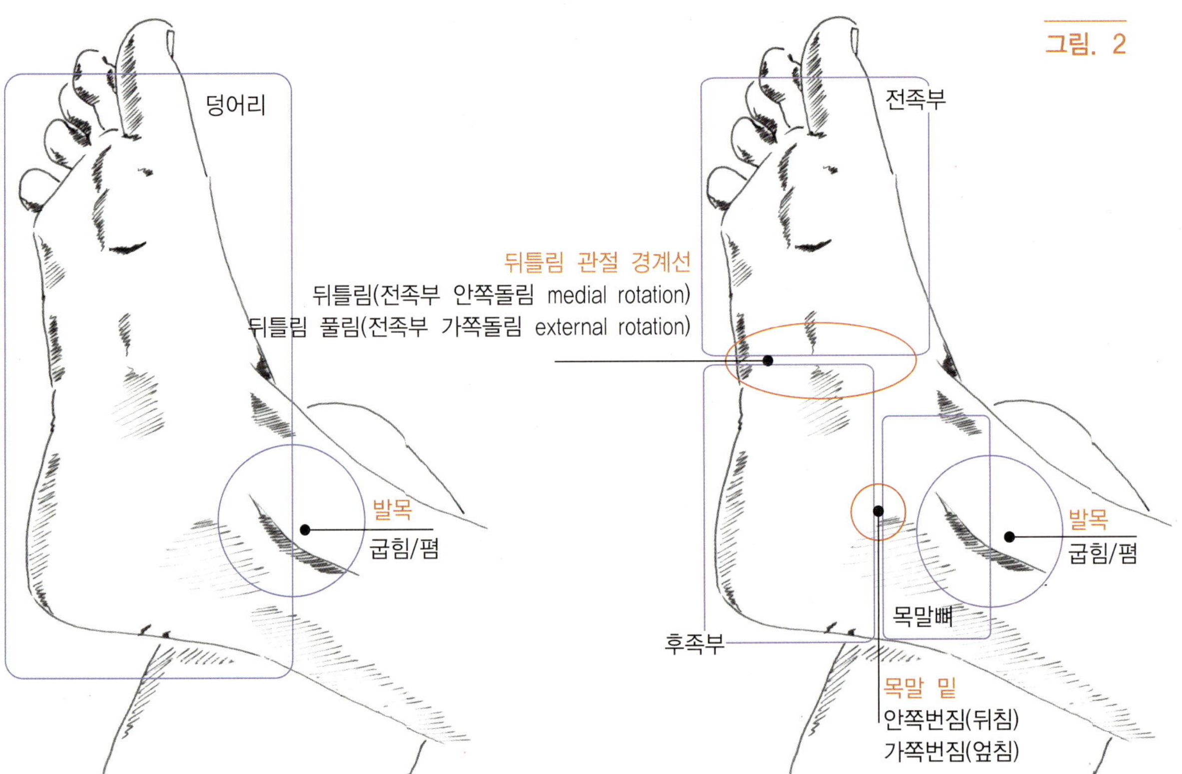

그림. 3

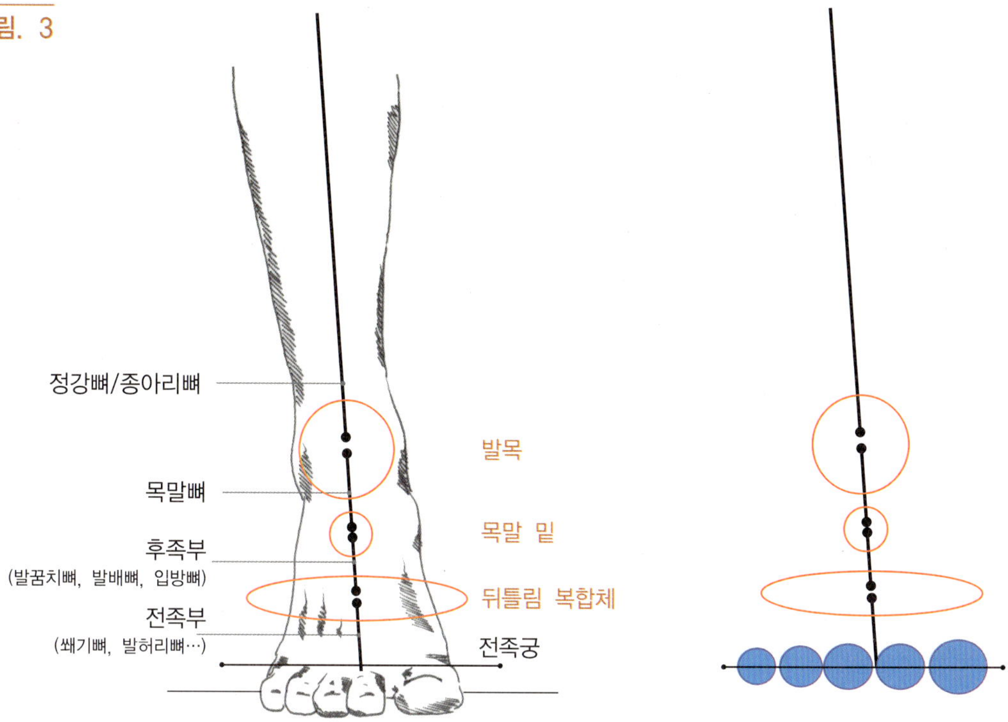

발의 기능적인 부위에 따라 절단, 정면에서 바라 봄
발뒤꿈치를 들고 전족부로 바닥을 밟음

도식화

최적의 생체역학 – 발은 목말뼈를 포함하여 26개의 뼈로 구성되어 있다. 우리가 발에 대해 가지는 관심은, 즉, 발모양의 변화와 발의 기능성에 관한 것이다. 따라서 발을 3부위로 구분한다(그림. 2, 3); 목말뼈(거골, talus), 후족부(발꿈치뼈, Calcaneus), 발배뼈(주상골, Navicular), 입방뼈(입방골, Cuboid))와 전족부(쐐기뼈(설상골), Cuneiforms), 발허리뼈(중족골, Metatarsal bones), 발가락뼈(지골, Phalanges)), 이 3부위는 2개의 관절인 목말 밑과 뒤틀림(뒤틀림 관절 경계면) 복합체에 의해 연결된다. 이 3부위는 서로 유동적으로 움직인다.

발의 6 가지 중요한 움직임과 이 움직임이 발 모양에 미치는 결과

바닥 위 허공에서(공중 단계) 발은 자극받은 관절에 의해 움직이는데, 3 관절에서[1] 3 가지로 구별되는 움직임이 발생한다:

발목관절은 발을 굽힘/폄 움직임을 만든다(그림. 4, Qr 1).

Qr. 1

1 발목, 목말 밑(발꿈치뼈–발배뼈–입방뼈 복합체)과 뒤틀림 복합체(뒤틀림 관절 경계면). 뒤틀림 관절 복합체가 움직이면 발 모양이 변한다.

그림. 4

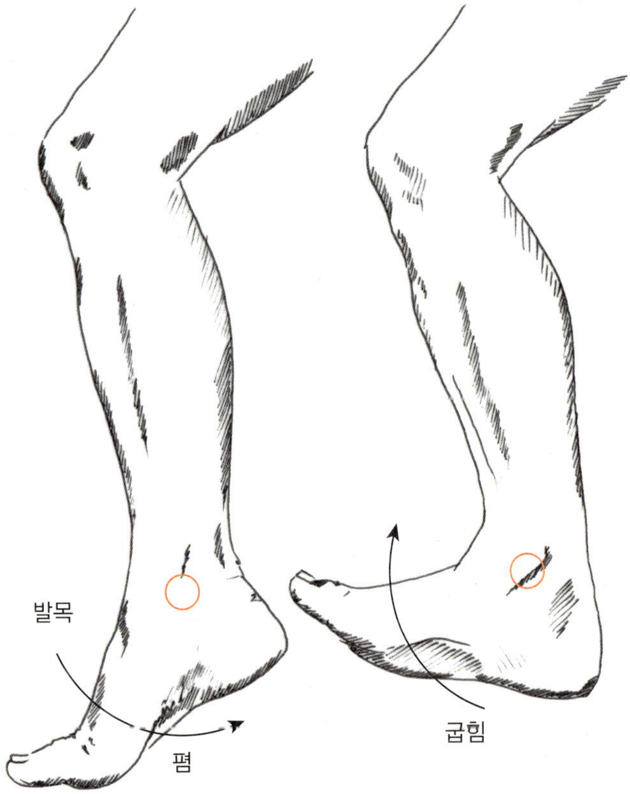

목말 밑 관절(Subtalar joint)은 발목(좀 더 정확하게는 ***목말뼈***)과는 따로 움직이며, 안쪽번짐(뒤침)과 가쪽번짐(엎침) 움직임에서 발전체를 움직이고, 이 번짐 움직임에 따라 발바닥 면을 안쪽 또는 바깥쪽으로 향하게 한다. 이 움직임은 또한 안쪽번짐에서는 발끝을 안쪽으로, 가쪽 번짐에서는 발끝을 바깥쪽으로 향하게 한다(그림. 5, Qr. 2).

최적의 생체역학 – 말안장 같은 모양 때문에, 단지 1개의 자유도(Degree of freedom)만 가진, 이 관절은 바닥 위 허공에서 발을 3면으로 움직인다.

Qr. 2

*뒤틀림 복합체*는 안쪽돌림(전족부 뒤틀림)이나 가쪽돌림(뒤틀림 풀림)에서 후족부와 별개로 전족부를 움직이고 발모양(그림. 6, Qr. 3)을 변화시킨다. 신발은 이러한 움직임을 방해하는데, 대부분의 사람들은 신발을 신으면, 전족부와 후족부 사이에서 나타나는 독립적인 움직임이 일어날 수 없다.

❖ 뒤틀림은 두 힘이 같은 크기로 작용하지만 이 힘은 서로 반대방향으로 작용한다. 이는 마치 천을 짜기 위해 천을 비트는 모습과 같다.

Qr. 3

그림. 5

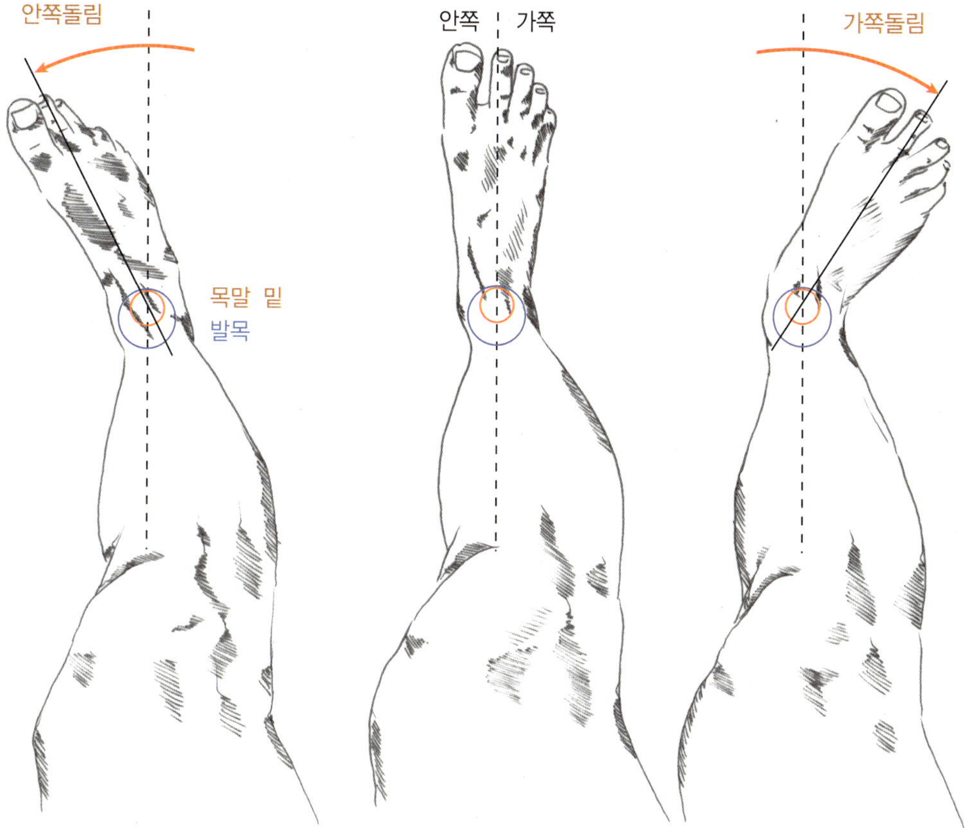

최적의 생체역학 – 뒤틀림 움직임은 목발 밑 관절과 독립적으로 뒤틀림 관절 경계선(뒤틀림 복합체)에서 발생한다. 뒤틀림 움직임은 전족궁이 기우는 정도를 변화시킨다. 후족부와 독립적으로 전족부를 움직이는 능력이 없거나 움직임이 거의 나타나지 않는 사람은 이 능력이 발생하도록 노력하고 이 능력을 강화시켜야 한다. 이 구조를 방해하고 근–골격 조직을 움직이지 못하게 하는 신발을 신은 대부분의 사람들은 전족부와 후족부가 독립적으로 움직일 수 없다.

옆면에서 보면, 발을 들고, 뒤틀림 강도를 변화시키면 안쪽궁 모양이 변하는 것을 관찰할 수 있다 (그림. 7, Qr. 4); 뒤틀림 강도가 강해질수록, 안쪽궁은 안으로 파이고 뒤틀림 강도가 약해질수록, 안쪽궁이 안으로 파이는 강도는 약해진다. 뒤틀림 움직임은, 후족부와는 별개로, 전족부를 움직인다.

전족부와 후족부 사이에서 뒤틀림 강도에 따라 발은 어느 정도 안으로 파인다 (그림. 8 – 전족부와 후족부 사이에서 뒤틀림 강도에 따라 발과 안쪽궁 모양이 변한다).

Qr. 4

그림. 6

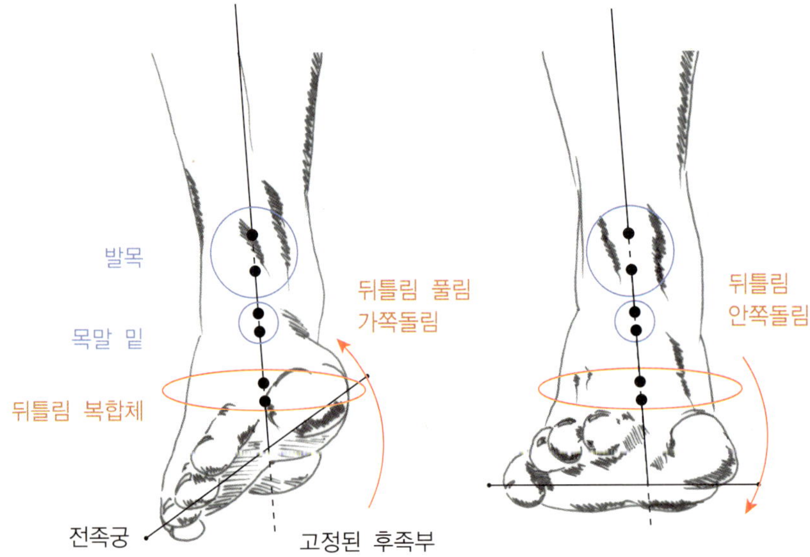
발목
목말 밑
뒤틀림 복합체
뒤틀림 풀림
가쪽돌림
뒤틀림
안쪽돌림
전족궁
고정된 후족부

그림. 7

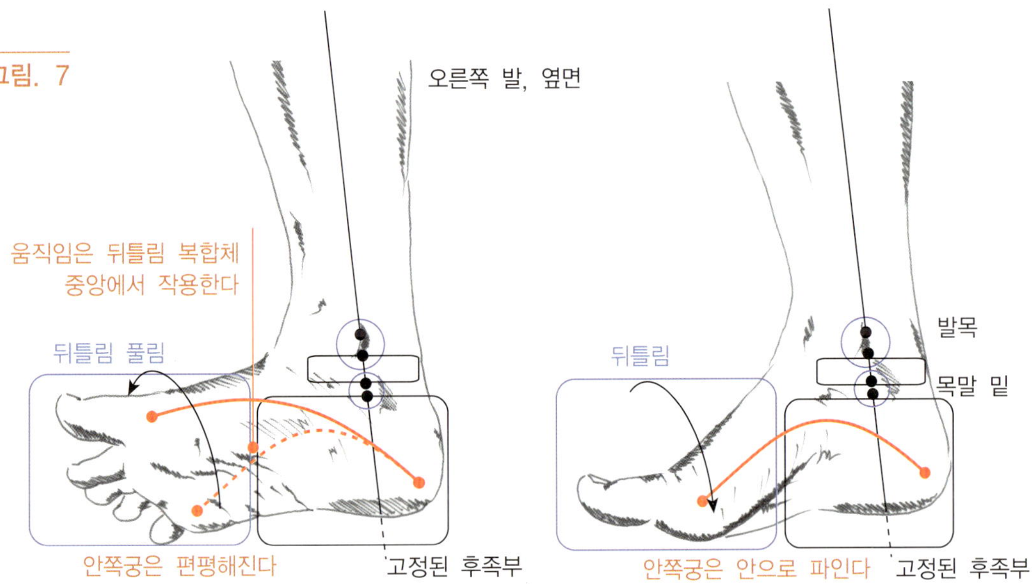
오른쪽 발, 옆면
움직임은 뒤틀림 복합체
중앙에서 작용한다
뒤틀림 풀림
안쪽궁은 편평해진다
고정된 후족부
뒤틀림
발목
목말 밑
안쪽궁은 안으로 파인다
고정된 후족부

그림. 8

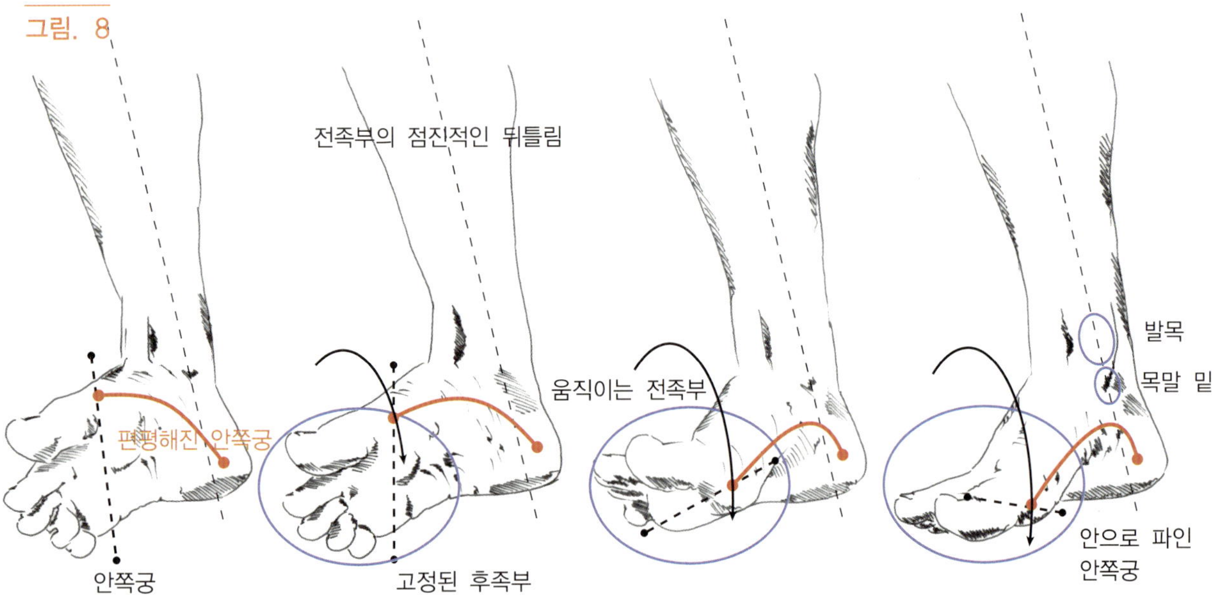
전족부의 점진적인 뒤틀림
편평해진 안쪽궁
안쪽궁
고정된 후족부
움직이는 전족부
발목
목말 밑
안으로 파인
안쪽궁

그림. 9

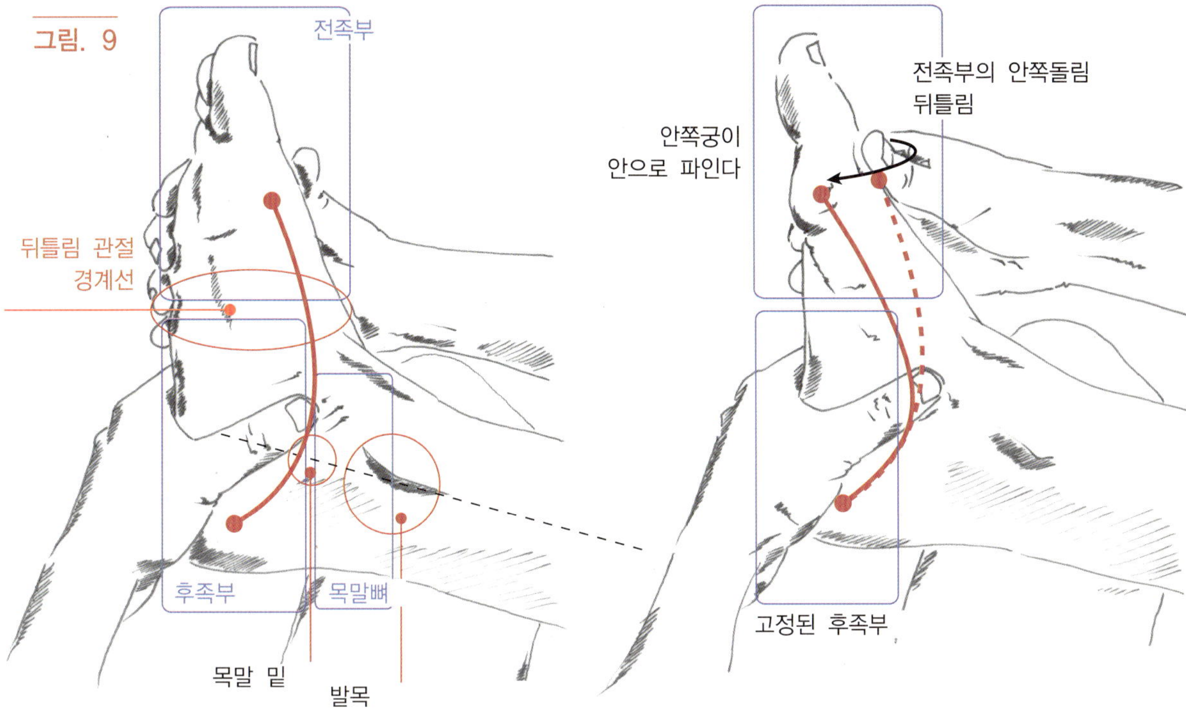

이러한 움직임을 이해하기 위해, 다음과 같은 ***연습***을 하면 된다(그림. 9):

발을 놓는 위치에 대한 지침

- 의자 앞 테두리에 앉는다.
- 왼쪽 허벅지 위에 오른쪽 발목을 놓는다.
- 왼손으로 오른발 발뒤꿈치(후족부)를 잡고 움직이지 못하게 한다.
- 오른손으로 전족부를 집듯이 잡는데, 엄지는 첫 번째 기둥(엄지발가락 뿌리), 다른 4 손가락은 다섯째 발허리뼈(가쪽궁)를 따라서 나머지 발가락뼈를 잡는다.

연습을 위한 지침

- 후족부를 움직이지 못하게 잡고(왼손), 오른손으로 전족부를 안쪽으로 돌린다. 따라서 발을 돌리는 강도가 더 강해질수록 오른발 안쪽궁이 점점 더 안으로 들어가는 것을 볼 수 있다. 반대로, 발을 돌리는 강도가 약해질수록 오른발 안쪽궁이 점점 더 편평해 지는 것을 볼 수 있다.

관찰

- 안쪽궁 모양은 발이 뒤틀리는 강도와 그 진행 변화의 정도에 대한 결과이다. 이 요인은 – 앞으로 살펴보겠지만 –생체 역학적으로 기능적인 발을 나타낸다.

❖ 하지만 뒤틀리는 강도에 따라 안쪽궁 모양이 변하는 것과 발가락이 굽혀지는 강도에 따라 안쪽궁 모양이 변하는 것과는 구별해야 한다. 위의 자세에서, 양손을 놓아두고 발가락을 굽히면, 안쪽궁이 안으로는 들어가는 것을 관찰할 수 있다(그림. 10). 하지만, 발가락을 굽힐 때 안쪽궁이 변하는 구조와 이때 작용

하는 근육은 다르고, 결과적으로, 서서 바닥을 밟으면, 이러한 자세에서는 더 이상 걷지 못하게 되고 발에 경련이 일어나기 쉽다.

최적의 생체역학 – 전족부와 관련하여 발허리-발가락 관절은 발가락을 움직이게 한다. 발가락 사이(inter-phalangienne) 관절은 발가락뼈를 움직이게 한다.

그림. 10

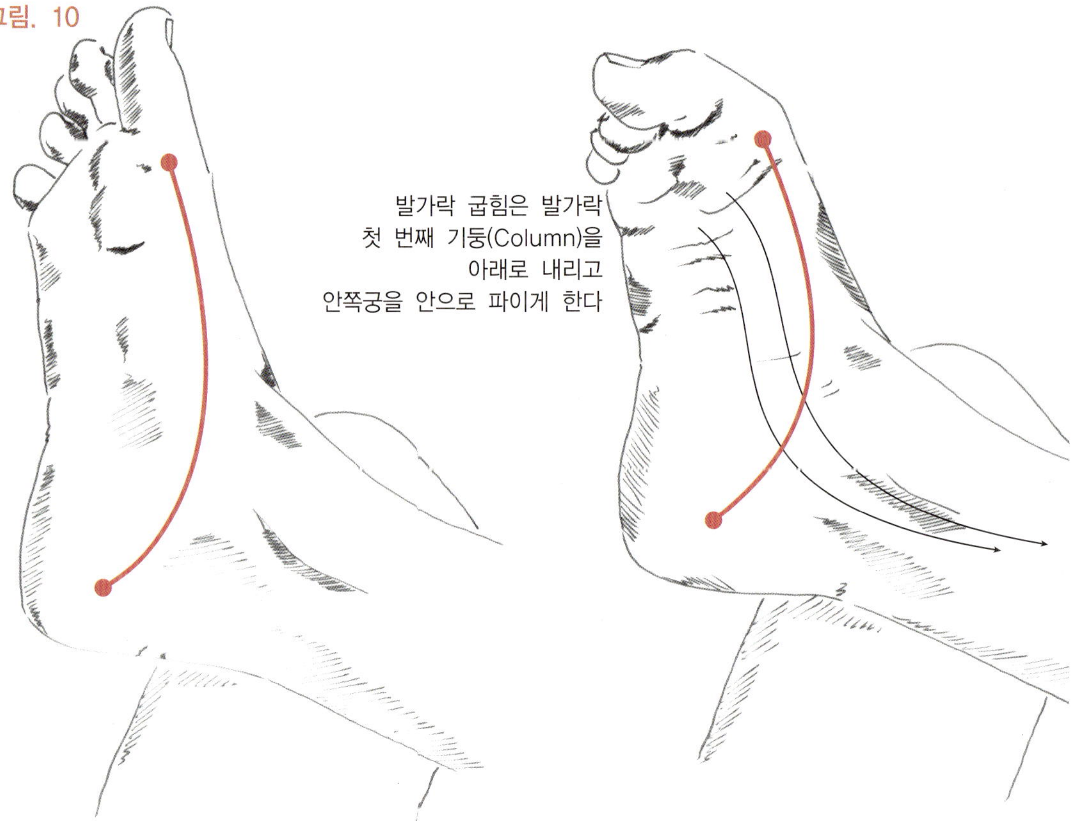

안쪽궁이 어떻게 모양이 만들어지고 어떻게 변형되는가?

발 뒤틀림 구조와 안쪽궁 모양이 형성되는 것을 좀 더 잘 이해하기 위하여, 유연한 판지로 10cm 8cm의 직삼각형을 만든다.

- 10cm 삼각형의 가장자리는 가쪽궁을 표시한다.
- 8cm 가장자리는 전족궁을 표시한다.
- 빗변은 안쪽궁을 표시한다.

손가락 위치를 위한 지침

- 오른손 엄지와 검지로 삼각형이 가장 뾰족한 모양이 되도록 잡는다.
- 삼각형을 앞에 놓고, 수직을 유지하고, 삼각형 8cm의 가장자리를 테이블에 놓는다(그림. 11).

실행 지침

- 이 위치를 유지할 수 있도록 삼각형을 세게 쥔다.
- 왼손 검지로 삼각형 고각도를 자신 쪽으로 당겨 테이블에 닿게 한다.

관찰

- 이 각이 테이블에 가까워질수록, 궁모양으로 나타난다.
- 삼각형이 변모하는 과정을 통해, 뒤틀림 강도에 따라 발의 안쪽궁 모양이 변하는 구조를 재현한다고 볼 수 있다.

이러한 모델화는, 후족부가 고정되고 수직일 때는 전족궁을 움직인다. 이번에는, 반대 동작을 해본다. 전족부를 바닥에 대고 발뒤꿈치를 약간 드는 모양처럼, 전족궁을 편평하게 잡고 발뒤꿈치를 돌린다(그림. 13). 이러한 움직임을 하기 위해, 후족부와 다리의 역할을 하는 삼각형에서 가장 뾰족한 각 근처에 2개의 성냥을 앞쪽 각에 붙인다. 그림. 12에서 보듯이 2개의 성냥을 전족궁과 평행하게 둔다.

놓는 위치에 대한 지침

- 자신 앞에 삼각형을 편평하게 놓고, 성냥이 자신을 향하도록 한다.
- 왼손가락 2개로 전족궁을 편평하게 고정한다.
- 오른손 엄지와 검지로 성냥을 잡는다.

그림. 11

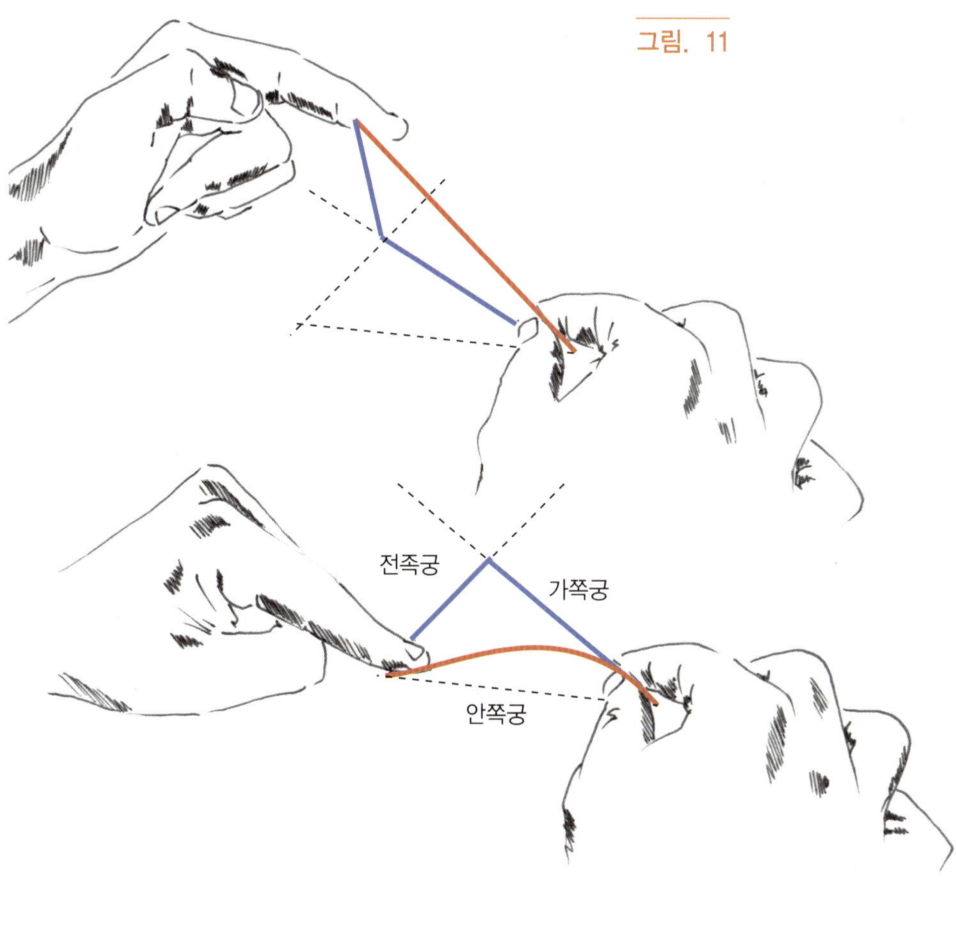

그림. 12

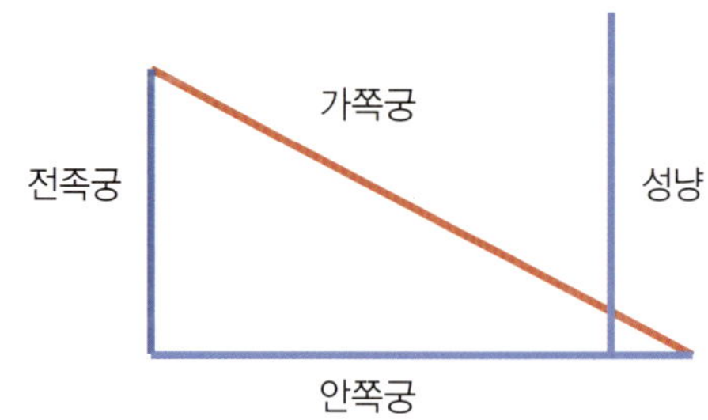
가쪽궁
전족궁
성냥
안쪽궁

그림. 13

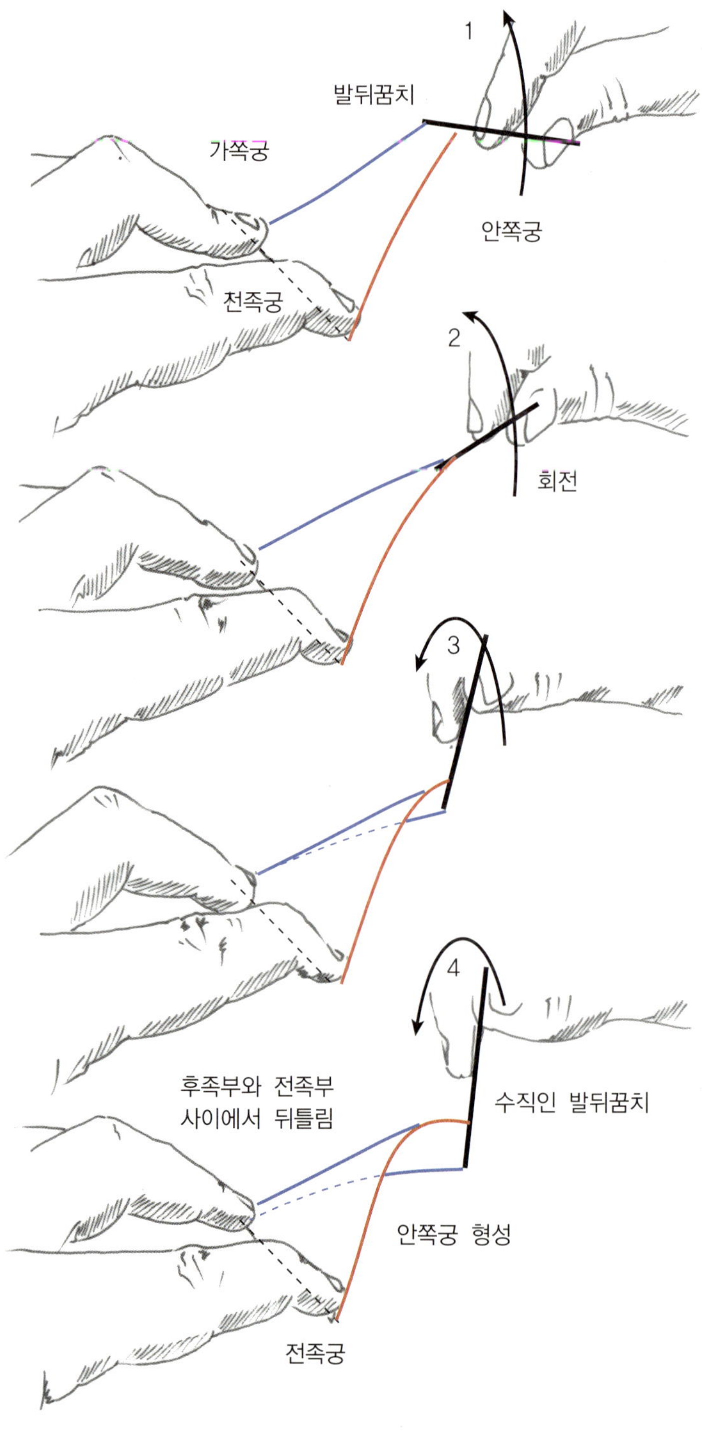
1
발뒤꿈치
가쪽궁
안쪽궁
전족궁
2
회전
3
4
후족부와 전족부
사이에서 뒤틀림
수직인 발뒤꿈치
안쪽궁 형성
전족궁

실행 지침

- 성냥이 수직이 될 때까지 천천히 세운다.
- 뒤틀림 움직임과 이 움직임의 결과로 나타나는 안쪽궁 모양이 변화하는 것을 이해할 때까지 이 동작을 여러 번 반복한다.

관찰

- 성냥이 점진적으로 세워짐에 따라, 안쪽궁은 안으로 파인다.
- 성냥이 기울어짐에 따라서, 안쪽궁은 어느 정도 안으로 파인다. 후족부 그리고/또는 다리의 (측면) 기울기에 따라 안쪽궁 모양은 변한다.
- 만약 발뒤꿈치를 나타내는 부분을 관찰하면, 성냥이 세워짐에 따라 이 부분은 측면으로 이동하는 것을 알 수 있다: 발 가운데에서도 같은 작용이 발생한다. 차 후 다시 살펴볼 것이다.
- 카드를 접는 것이 아니라 카드를 뒤트는 것처럼 안쪽궁이 형성된다는 것을 이해해야 한다(그림. 14).

그림. 14

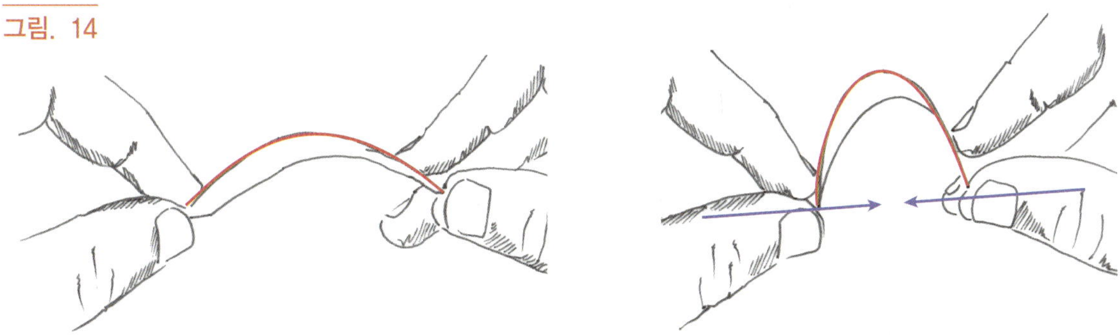

안쪽궁은 단지 이러한 움직임의 결과물인데, 이는 뒤틀림의 강도에 따라 나타나는 곡선이다. 안쪽궁은 발목, 무릎, 엉덩이의 옆모양인 궁모양[1]처럼 관찰된다(그림. 15). 무릎이 어느 정도 굽혀진 상태에서 더 이상 무릎을 굽히지 않고, 이 각도를 지속적으로 유지한다면, 발목과 엉덩이의 작용이 증가하고 움직임이 변하게 된다. 그런데, 왜 발에서 이러한 동작을 하는가?

발의 생체역학에 대한 개념을 올바르게 이해하지 못하면, 걷고, 달리고, 재활 등등… 발을 올바르게 사용할 수 있는 방법을 왜곡하고 또한 신발 문제에 대해 올바르게 이해하지 못한다. 게다가, 이러한 경우 《역동적이고/활동적인 궁》과 《궁모양 유지》라는 원칙은 첫 번째 설명에 의해서 궁의 의미와 가치를 이해하지 못한다. 어떤 물건의 모양을 관찰하는 것과, 모양이 어떻게 만들어지는 것과는 별개의 문제이다.

❖ 이 삼각형을 조심스럽게 유지한다. 전족부가 바닥을 누를 때, 다리가 측면으로 기우는데, 이 때 이 삼각형을 통해 어떠한 변화가 일어나는지를 이해할 수 있을 것이다.

1 이 경우, 이 궁은 카드를 뒤트는 것이 아니라 카드를 접는 모양으로 이해해야 한다.

그림. 15

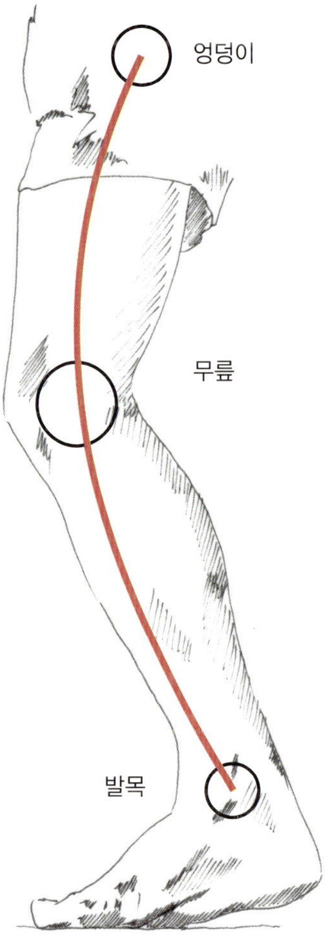

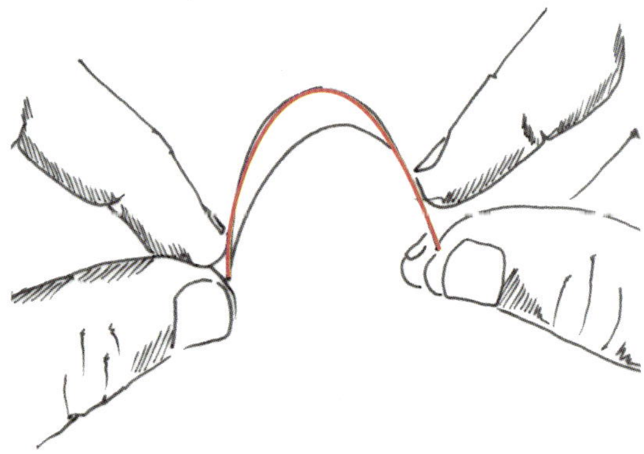

발모양 변화

바닥을 밟고 있는 발모양의 변화와 발의 움직임을 인지하기 위해서, 다음과 같은 연습을 하기를 권고한다(그림. 16, Qr. 5). 시간이 지나면, 이 연습을 심도 깊게 행할 수 있다(*예, 바닥을 밟고 있는 전족부 모양의 변화*). 맨발로 오른쪽 전족부는 바닥을 밟고, 오른발 뒤꿈치를 가볍게 바닥에서 든다. 이와 같은 자세에서, 전족부를 움직이지 않고, 오른쪽무릎을 안쪽으로 그리고 가쪽으로 움직인다. 발 안쪽을 관찰 하는데, 좀 더 정확하게 말하면 발의 안쪽궁 모양이 변화하는 것을 관찰한다. 무릎을 안쪽으로 움직이면, 안쪽궁은 안으로 파이고, 무릎을 가쪽으로 움직이면, 안쪽궁은 편평해진다,

❖ 이 연습을 정확하게 하기 위해서는, 안쪽궁이 회전하면 안 된다.

Qr. 5

어떤 것을 이해하고 어떤 것을 기억해야 하는가 ?

- 무릎을 안쪽으로 또는 가쪽으로 움직일 때, 무릎과 다리 방향이 변한다. 이 때 위에서 설명하였듯이, 이러한 움직임은 후족부 움직임을 유발하면서 수평면에서 다리 방향을 변하게 한다.
- 발뒤꿈치가 바닥에서 떨어지자마자 전족부로 바닥을 밟는다. 후족부와 전족부 사이에서 발생하는 움직임은 서로서로 분리할 수 있다; 따라서 전족부와 후족부는 독립적으로 움직일 수 있다(발뒤꿈치 관절 복합체는 자유롭게 움직인다).
- 후족부와 독립적으로 전족부를 동원한 첫 번째 연습과는 반대로, 안쪽궁 모양을 변화시키기 위해, 이번에는 바닥을 눌러 고정된 전족부와는 독립적으로, 다리를 통해, 후족부를 움직이게 한다(후족부 기울기).
- 바닥에서 뒤꿈치를 들고 전족부로 바닥을 밟으면, 다리의 방향에 따라 안쪽궁이 편평해지거나, 움푹 파이면서 순간적으로 발 모양이 변한다.

그림. 16

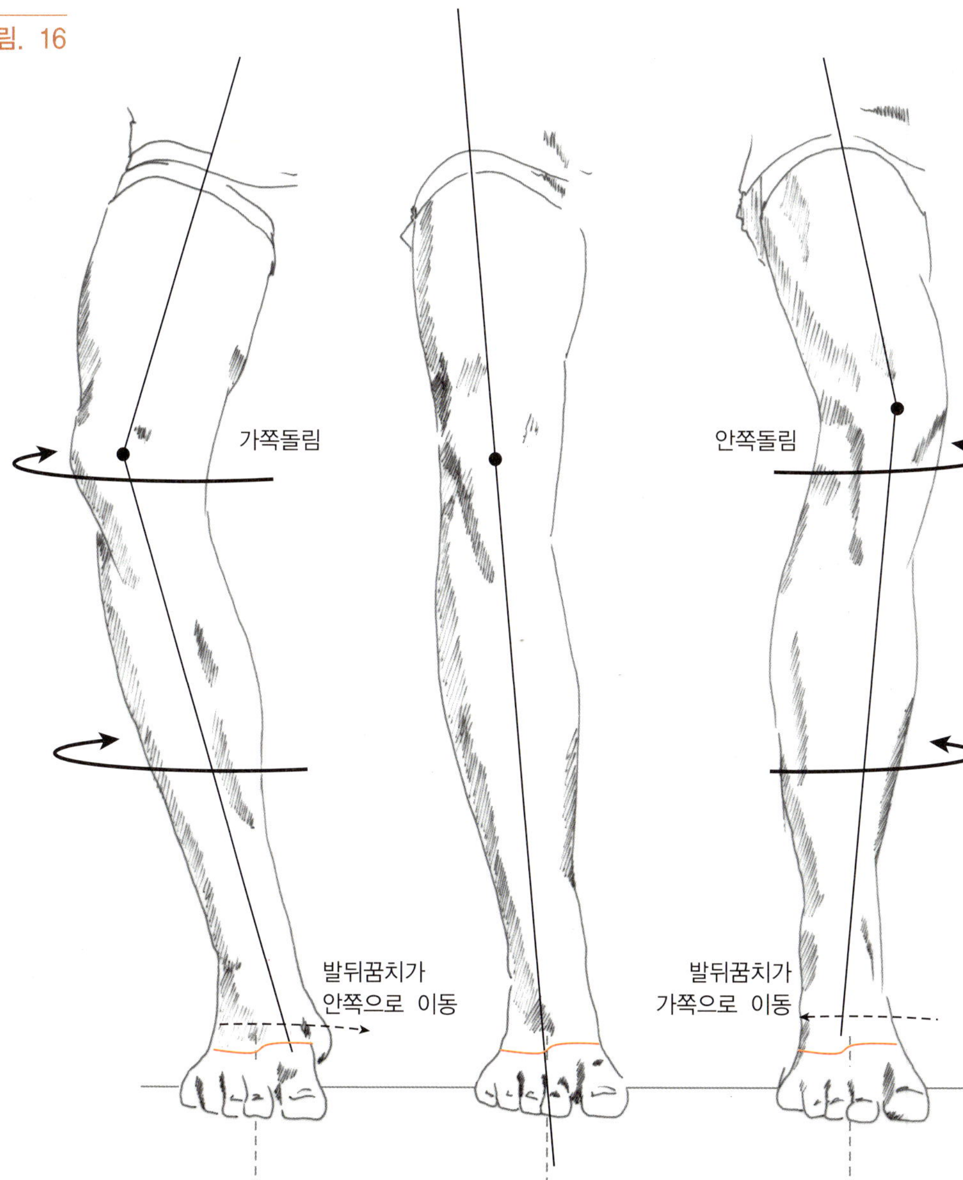

2장
엎침 발 또는 뒤침 발

엎침 발 또는 뒤침 발, 방향이 틀림

편평한 엎침 발 또는 안으로 파인 뒤침 발은, 바닥에서 발을 잘못 디딘 게 아니라 다리방향과 다르게 발을 바닥에 놓은 것으로 생각해야 한다. 발 방향에 따라, 발은 엎침 발, 뒤침 발 또는 일반적인 발이 될 수 있다.

❖ 다리의 수평축에 비해서(목말뼈, 종아리뼈, 정강뼈), 발뒤꿈치 중심과 전족부 중심을 통과하는, 발의 종단축 방향을 관찰한다.

이 세 방향/위치를 이해하기 위해, 다음과 같이 연습 한다(그림. 17): 의자에 앉아, 오른다리를 앞으로 펴고, 무릎을 움직이지 않고 무릎이 천정을 향하도록 하고(이렇게 하면 다리의 수평축은 바닥과 천장에 비해 수직이 된다), 발목은 90°로 굽히고, 발뒤꿈치는 바닥에 놓는다. 이 자세로, 연속적으로 발[1] (이 연습을 하는 동안 무릎은 천장을 향한다)을 아래로 향하게 한다:

- ***가쪽에서***, 가쪽번짐 자세. 걷기, 달리기 또는 다른 신체활동에서 이러한 자세와 방향을 유지하는 것은 엎침 발이 된다.
- ***안쪽에서***, 안쪽번짐 자세. 걷기, 달리기 또는 다른 신체활동에서 이러한 자세와 방향을 유지하는 것은 뒤침 발이 된다.
- ***축에서***, 일반적인 자세. 걷기, 달리기 또는 다른 신체활동에서 이러한 자세와 방향을 유지하는 것은 일반적인 발이 된다.

엎침 발 또는 뒤침 발은 다리방향에 비하여 습관적으로 발 방향이 잘못 된 것이다. 이 3가지 위치를 변화시킬 수 있으면, ***엎침 발*** 또는 ***뒤침 발***을 교정할 수 있다. 또한 발 움직임의 폭은 강도가 다양한 《엎침》 또는 《뒤침》 에 있다는 것을 알 수 있지만, 발 방향을 정해야 하는 것은 오직 중심 위치에 의거한다.

다리는 그대로 두고 발 방향을 조절하면서, 발 방향이 일반적인 발 방향으로 향하게 할 수 있다. ***바닥에 비해서 후족부를 《교정하려고》 하지 않고 다리 방향에 비해서 후족부 방향을 올바르게 정하는 것을 추구한다.***

1 안쪽번짐/가쪽번짐 움직임은 목말 밑 관절에서 이루어진다(뒤틀림 관절 복합체).

그림. 17

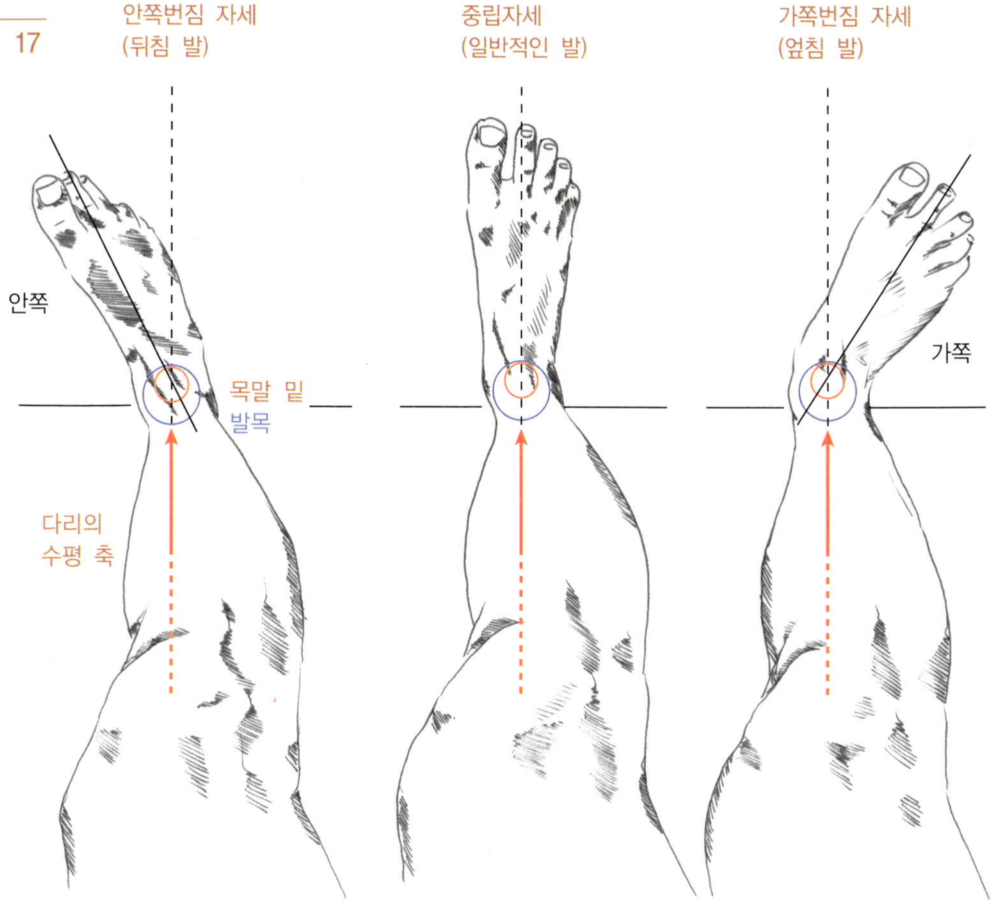

최적의 생체역학 – 이 움직임은 목말 밑 가운데에서 작용한다(목말–발꿈치–발배뼈 복합체– 그림. 18). 발이 바닥을 밟으면, 가쪽번짐은 후족부가 기우는 것과 연결되어 발목을 안쪽으로 이끄는 반면에 안쪽번짐은 그림(그림. 19)에서 나타난 것처럼 발목을 가쪽으로 기우는 것과 연관된다.

엎침 발, 뒤침 발과 일반적인 발을 관찰하고 비교하는 데에는 여러 방법이 있다. 그림에서(그림. 19), 관찰자가 보면 축이 수직으로 발뒤꿈치 중앙과 전족부 중앙을 지나도록 되어있는데, 이러한 축의 배치는 후족부가 기우는 것으로 생각하지만, 수평면에서 발이 움직이기 때문에, 사실은 후족부가 기울지 않는다. 전통적으로 다리 관절들의 방향과 다리 부위들의 방향을 고려하지 않고, 이 축(발뒤꿈치/전족부)에 비해서 수직으로 발을 분석하는데, 이러한 분석법은 작용하고 있는 구조 전체를 고려할 수 있는 시각을 제공하지 못하고, 게다가 단지 거의 효율적이지 않거나 적합하지 않는 해결책을 제시한다. 정강뼈 방향은 이 그림에서 나타나지 않는데, 가쪽번짐에서 정강뼈는 바깥쪽으로 향하고, 안쪽번짐에서 정강뼈는 안쪽으로 향한다.

발뒤꿈치/전족부의 축에 의거하는 것이 아니라, 다리의 축을 수직으로 놓으면(그림. 20), 발이 안쪽번짐(뒤침), 가쪽번짐(엎침) 또는 중립(일반적)이냐에 따라 발 방향이 변한다는 것을 직접 확인할 수 있다. 또한 눈으로 볼 수 있는, 후족부의 기울기와 뒤틀림의 강도는 이러한 결과일 뿐이다. 가쪽번짐은 발 가쪽 가장자리에서 나타나고 안쪽번짐은 발 안쪽 가장자리에서 나타난다.

엎침 발 또는 뒤침 발의 경우, 발 방향이 틀린 것은 바닥에 닿은 발 방향에 기인하는 것이 아니라 다리방향과 다르게 놓인 발(목말뼈/종아리뼈/정강뼈)의 방향에서 기인한다.

그림. 18

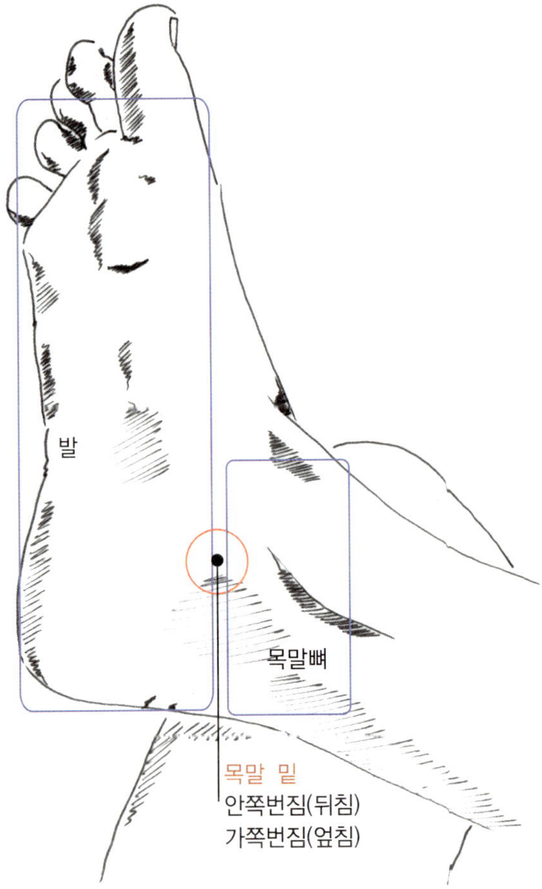

그림. 19

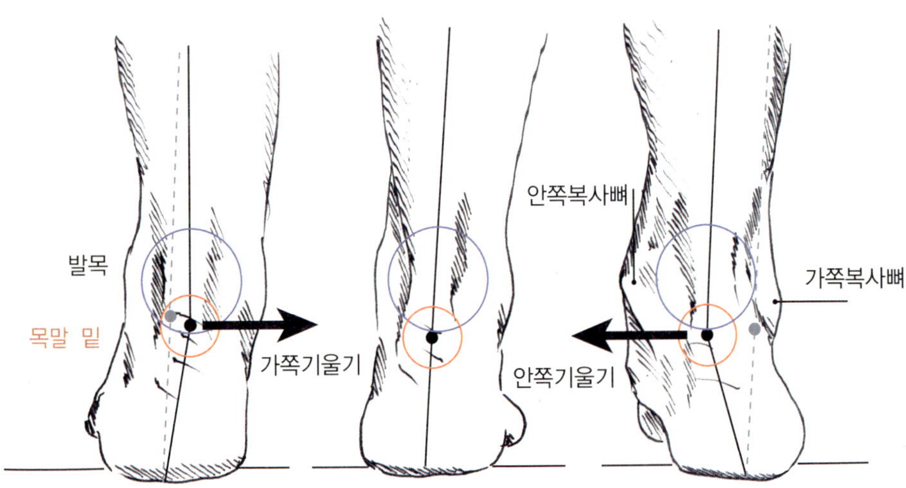

발뒤꿈치와 전족부를 수직으로 통과하는 축을 뒤에서 본 오른 다리

이 작용은 아래로 내려가고, 다리 측면근육에서 발생하며, 이 작용은 발을 든 상태에서 발이 움직이는 것을 인식하는 것으로 비롯된다.

그림. 20

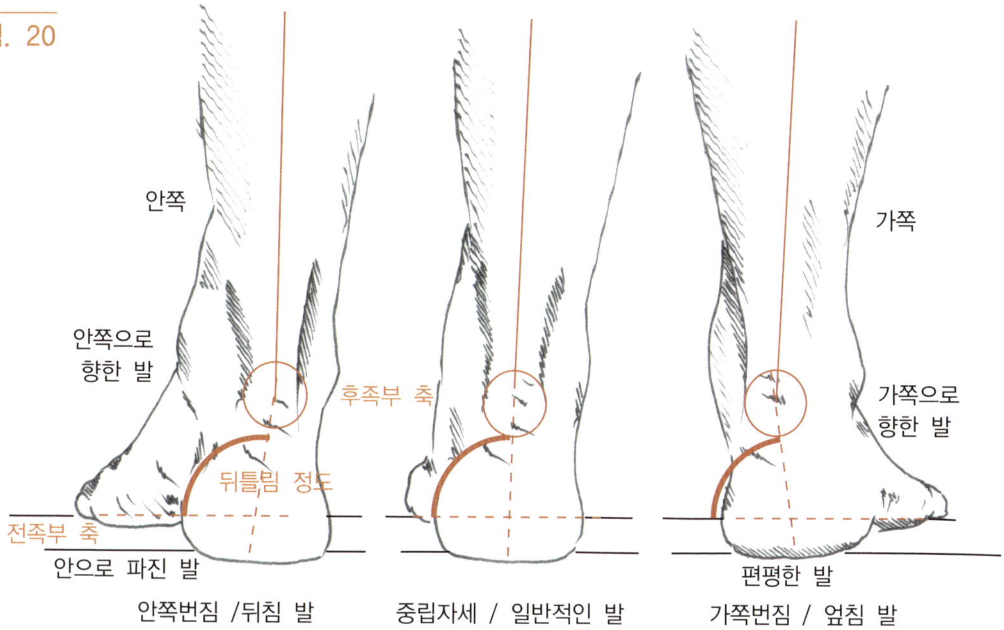

엎침 발, 뒤침 발과 일반적인 발로 걷는 방법을 채택한다

다음 검사는, 엎침 발, 뒤침 발과 일반적인 발의 단계는 다리방향에 비해서 오직 발의 방향을 어떻게 놓는가에 기인한다는 것을 완전히 인식하기 위해서, 엎침 발, 뒤침 발과 일반적인 발로 천천히 걷는 방법을 재현하는데 목표가 있다(그림. 21, Qr. 6, 그림. 22). 또한 이 검사는 걷는 방법에 따라 발에서 나타나는 여러 가지 제약을 느끼고 걸을 때 추진력의 효율성이 어느 정도 최적화 되는지를 느끼는데 목표를 둔다.

맨발로 서서 양발을 거의 붙이고, 무릎은 앞으로〔시상면(앞/뒤)에서 평행〕 향하게 하고 힘을 주지 않는다.

엎침 발로 걷기

오른 발 전족부를 든다. 발뒤꿈치로 바닥을 밟으면서, 최대한 발이 가쪽번짐이 되게 하고 전족부를 바닥에 다시 놓는다. 같은 동작을 왼발에서 행한다. 움직임이 정확하게 이루어지면, 무릎과 발목은 앞쪽으로 향하면서, 발은 (바깥쪽으로) 향한다.

Qr. 6

그림. 21

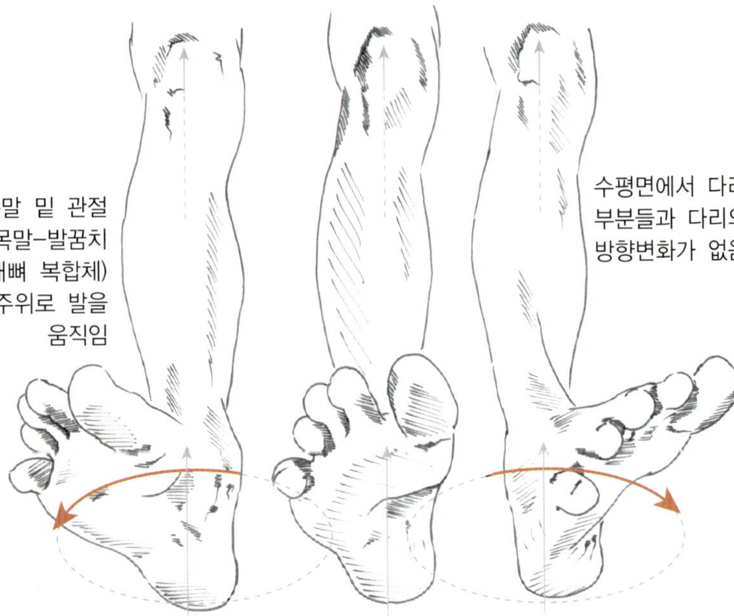
목말 밑 관절
(목말-발꿈치
-발배뼈 복합체)
주위로 발을
움직임
수평면에서 다리의
부분들과 다리의 관절들에서
방향변화가 없음
엎침 발
(다리에 비해서
바깥쪽으로 향한 발 방향)
중립 발
(일반적인 발)
뒤침 발
(다리에 비해서
안쪽으로 향한 발 방향)

그림. 22

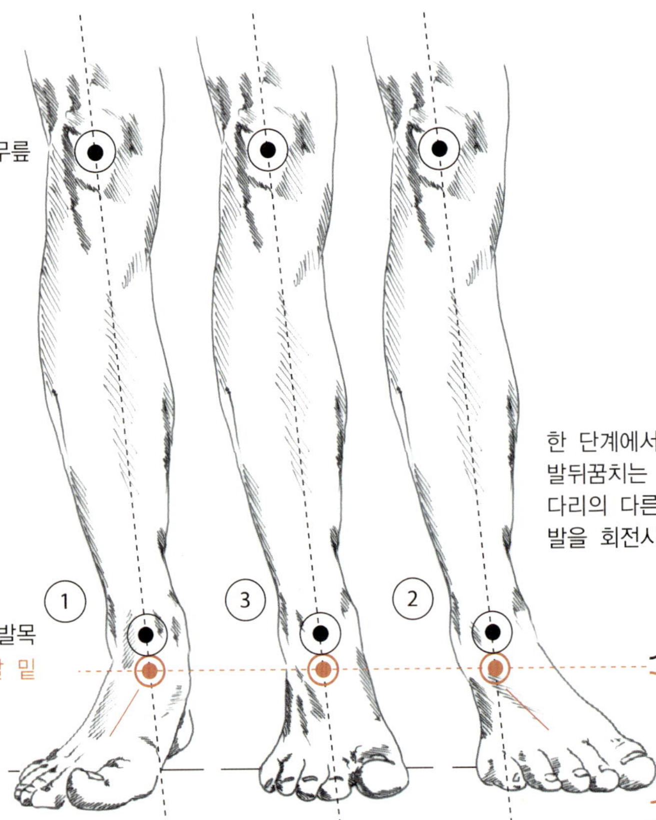
무릎
고정된 부위
수평면에서 다리의
부분들과 다리의
여러 관절에서
방향변화가 없음
한 단계에서 다른 단계로 이동하기 위해,
발뒤꿈치는 바닥을 밟고 전족부는 들고,
다리의 다른 부위는 방향을 바꾸지 않고,
발을 회전시킨다.
1
3
2
발목
목말 밑
움직이는 부위
다리에 비해 발은 안쪽
또는 가쪽으로 향한다
엎침 발
(다리에 비해서 바깥쪽으로
향한 발 방향)
중립 발
(일반적인 발)
뒤침 발
(다리에 비해서
안쪽으로 향한 발 방향)

- 발의 상태를 가쪽번짐으로 유지하면서 앞으로 걷는다; 따라서 엎침 발이 된다.
- (전족부와 후족부 사이의 뒤틀림 강도가 줄어들면서)안쪽궁은 편평해진다. 발바닥에 작용하는 압력은 (엎침 발이 아니라면) 일상적인 걸음에서 느끼는 압력과 다르게 나타난다.
- 엎침 발의 발자국은 같은 특징을 보여준다.
- 엎침 발의 걸음걸이는 몇몇 미묘한 특징을 보여준다:
  - ➪ (다리에 비해서 바깥쪽으로 향한)어느 정도 가쪽번짐 발.
  - ➪ 오른발과 왼쪽발 사이에서 가쪽번짐의 강도가 다름.
  - ➪ (다리에 비해 발이 벌어져)공중에 뜬 단계에서 어느 정도 뚜렷한 발의 풋 스위프(the foot sweep) 움직임이 있다.

뒤침 발로 걷기

- 오른발 전족부를 든다. 발뒤꿈치로 바닥을 밟고, 최대한으로 오른발은 안쪽돌림이 되도록 하고 전족부를 바닥에 놓는다(무릎은 정면으로 향하는 반면에 발은 안쪽으로 향한다). 왼발도 같은 동작을 한다.
- 안쪽번짐 발의 상태를 유지하면서 앞으로 걷는다; 따라서 뒤침 발이 된다.
- (전족부와 후족부 사이의 뒤틀림 강도가 강해져서)안쪽궁은 안으로 파인다. 발바닥에 작용하는 압력은 엎침 발로 걸을 때 느끼는 압력과 다르게 나타난다.
- 뒤침 발의 발자국은 이와같은 특징을 보여준다.
- 뒤침 발의 걸음걸이는 몇몇 미묘한 특징을 보여준다:
  - ➪ 어느 정도 양발은 안쪽번짐.
  - ➪ 오른발과 왼발 사이에서 안쪽번짐의 강도가 다름.

일반적인 발로 걷기

- 위에서 행한 연습과 동일한 연습을 반복하는데 이번에는 다리 축에 발을 놓는다.
- 뒤틀림 강도는 엎침 발과 뒤침 발과는 다르다; 따라서 발아래에서 작용하는 제약은 엎침 발과 뒤침 발과는 다르다.

일반적인 발로 걷기에서 발생하는 효율성의 단계나 제약의 배분을 더 잘 느끼기 위해, 달리면서 또는 빠 샤세(pas chassé, 땅을 스치듯 이동하는 발레 걸음걸이, 역자 주)로 걸으면서 이 검사를 다시 할 수 있다. 그러므로 사람들이 걷는 유형을 판단하고 어떤 걸음걸이로 걸어야 하는 지를 결정할 수 있게 된다. 다른 한편으로, 길에서 행인이 어떤 유형의 걸음걸이로 걷는지 그리고 경우에 따라서는 비대칭적인 걸음걸이로 걷고 있다는 것을 관찰하는 것도 유익하다.

❖ 지속적으로 발이 벌어지고 안쪽으로 향하는 정도에 따라 나타나는 가쪽번짐 또는 안쪽번짐은 바닥의 상태나 골반에 의해서가 아니라 다리(목말뼈, 종아리뼈, 정강뼈)에 의해 평가된다는 것을 상기해야 한다. 바닥이나 골반에 의해 발이 벌어지거나 발이 안쪽으로 향하는 것은 3 관절에 의해 이루어진다: 목말 밑 관절 (가쪽 번짐과 안쪽번짐), 무릎 관절(넙다리뼈 아래 정강뼈 돌림)과 엉덩이 관절(돌림). 이러한 사실에서, 엎침 발 또는 뒤침 발로 걸어도, 두발이 완전하게 평행이 되도록 걸을 수 있지만,

반면에, 엎침 발에서 무릎은 안쪽으로 향하고 뒤침 발에서 무릎은 바깥쪽으로 향한다. 달리기를 할 때, 무릎이 안쪽으로 향하는 경우는 문제가 더 많이 발생할 수 있다. 왜냐하면 이러한 자세는 무릎 관절에 무리를 주고 앞으로 나가는데 거의 효율적이지 않기 때문이다.

엎침 발 그리고 자세를 유지하는데 나타나는 결함

발을 올바르지 않는 방향으로 놓는 오류와 발의 방향을 유지하는데 나타나는 오류를 구별해야 한다. 왜냐하면 이 오류가 생기는 경위와 그 결과는 다르기 때문이다. ***자세를 잘못 유지해서 생기는 오류는*** 발이 바닥을 밟는 동안(바닥을 밟기 시작하여 발이 바닥에서 떨어질 때 까지)에 발생한다. 어떤 방향을 향해 발이 바닥에 닿는데, 그리고 어떤 제약에서, 발은 점진적으로 또는 갑자기 안쪽으로 기운다(가쪽번짐/엎침). 이 구조는 안쪽번짐을 발생시키는 근육이 약해서 발생한다.

최적의 생체역학 – 자세 유지에 관한 오류는(목발 밑이 고정되지 않는다) 뒤정강근이 목말 밑을 고정하는 힘보다 더 강한 제약으로 인해 이 자세를 유지하지 못하게 되자마자 발생한다. 자세를 유지하는 능력은 피곤, 몸짓 복합체, 바닥을 밟는 기술, 이동하는 유형에 따라 변한다. 바닥을 밟으면서 가쪽번짐으로 움직이는 자세를 유지하려는 오류는 한쪽으로 발목이 기울고, 발목이 안쪽으로 회전하고 결과적으로 다리가 기울면서 회전한다. 다리는 (목말 밑에서부터) 상승하는 안쪽돌림이 되고, 후족부, 정강뼈, 무릎, 넙다리뼈 그리고 엉덩이에 영향을 준다. 이 부위들은, 무릎에서 뒤틀림을 유발시킬 위험을 지니면서, 더 이상 수평면(horizontal plan)에서 같은 방향으로 유지되지 않는다. 뒤틀림이 일어날 때, 무릎 관절을 구성하는 관절 요소들(LLI, LLE, LCA, 관절반월(안쪽/가쪽)과 근힘줄부착(TFL, 넙다리빗근(봉공근 Sartorius muscle), 두덩정간근(박근, Gracilis muscle), 반힘줄모양근(반건형근, Semiyendinosus muscle), 슬개건(patellar tendon), 넙다리네갈래건)은 더 많이 수축한다. 매 걸음마다 자세를 유지하는데 나타나는 잘못된 걸음걸이의 오류가 반복되면, 무릎 가운데에 뒤틀림이 발생할 수 있고, 관절을 구성하는 요소들이 지나치게 자극을 받게 되고, 손상된다.

발 모양은 단지 결과이다

서서, 오른발을 들고, 오른발을 가쪽번짐으로 하고, 이 자세를 유지하면서 오른발 전족부로 바닥을 누르면서 발을 바닥에 둔다. 정강이와 바닥에 비하면 오른발 후족부는 기울어진다(그림. 23, 25). 오른발 전족궁은 바닥에 닿고, 전적부가 발의 방향을 정한다. 후족부 축과 전족부 축 사이의 관계는 이 2 부위 사이의 뒤틀림과 안쪽궁의 모양을 결정한다.

발이 바닥을 밟는데, 전족부에 비해서 후족부가 기울어져 바닥을 밟는 발이 ***편평***해진다(전족부와 후족부 사이 약한 강도의 뒤틀림). 안쪽궁이 거의 윤각이 나타나지 않는 것은 단지 오른발이 가쪽번짐으로 해서 생기는 ***결과***이기 때문이다. 다시 말해, 발 구조에서 기인하는 것이 아니라 다리 보다는 발 방향에 의해서 발생하는 ***결과***이기 때문이다. 따라서 안쪽궁을 유지하는 것이 발 방향을 정하는데 나타나는 결함을 해결하는 것이 아니라, 발이 바닥을 누르기 전, 발이 공중에 있을 때 발 방향을 정하는 것을 연습하면,

발 방향을 정하는데 나타나는 결함을 해결할 수 있다. 대부분의 엎침 발은 엎침자세에서 발을 들고 발을 위에서 설명한 것처럼 바닥에 놓는다는 것을 유의해야 한다.

그림. 23

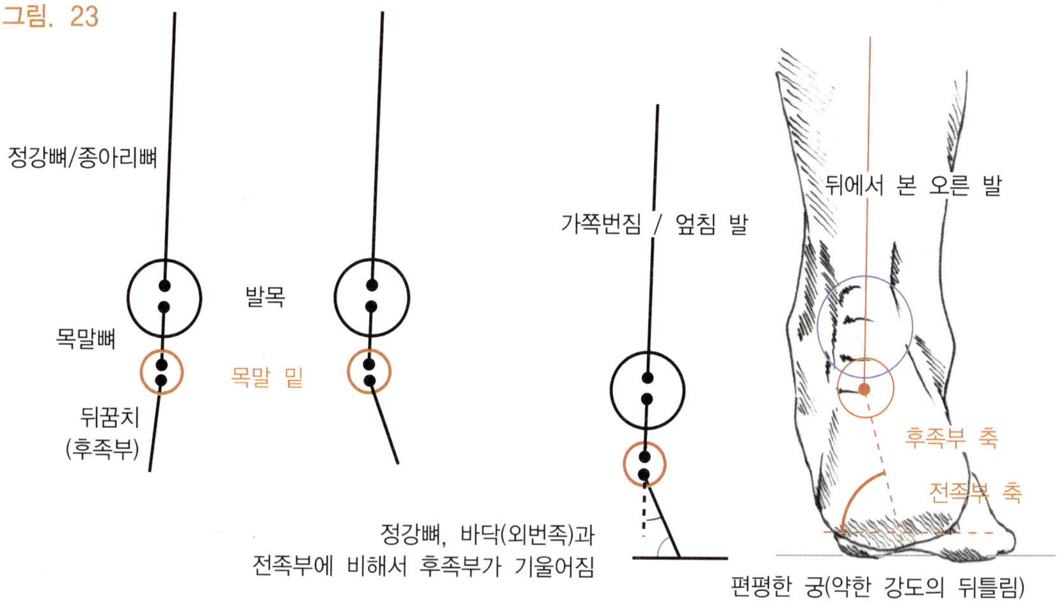

이 구조는 뒤침 발(그림. 24, 25)에서는 반대구조로 된다. 서서, 오른발을 들고, 안쪽번짐이 되게 하고, 안쪽번짐을 유지하면서 전족부로 바닥을 밟으면서 발을 바닥에 놓는다. 정강이와 바닥에 비해서 후족부는 기울어진다. 오른발 전족궁은 바닥에 닿고, 전족부가 발이 닿는 방향을 정한다. 후족부와 전족부 사이에서 생긴 뒤틀림은, 궁을 더 안으로 들어가게 만들면서, 궁이 커진다.

그림. 24

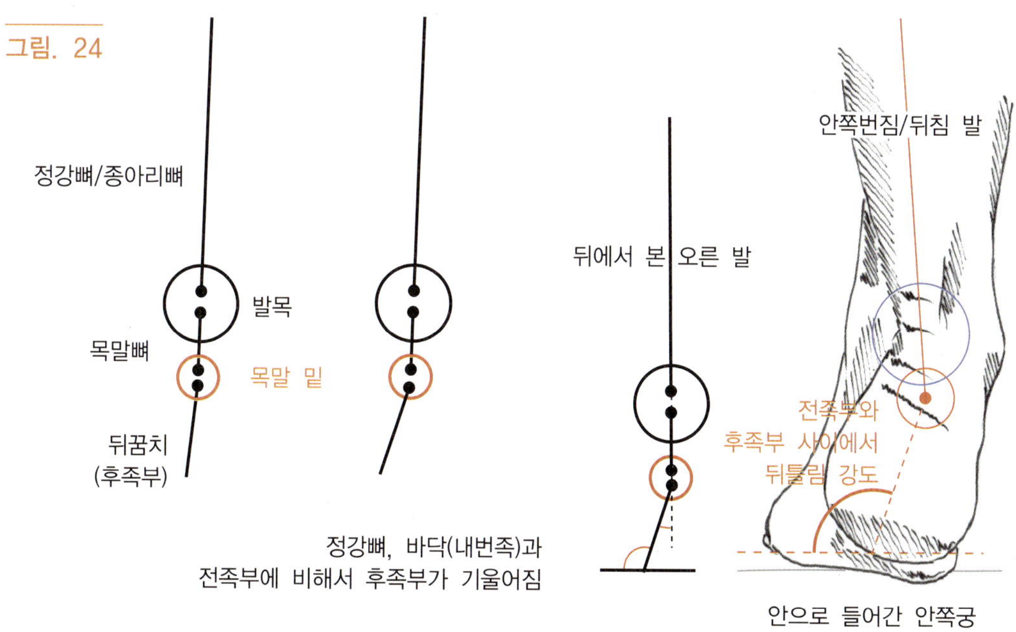

그림. 25

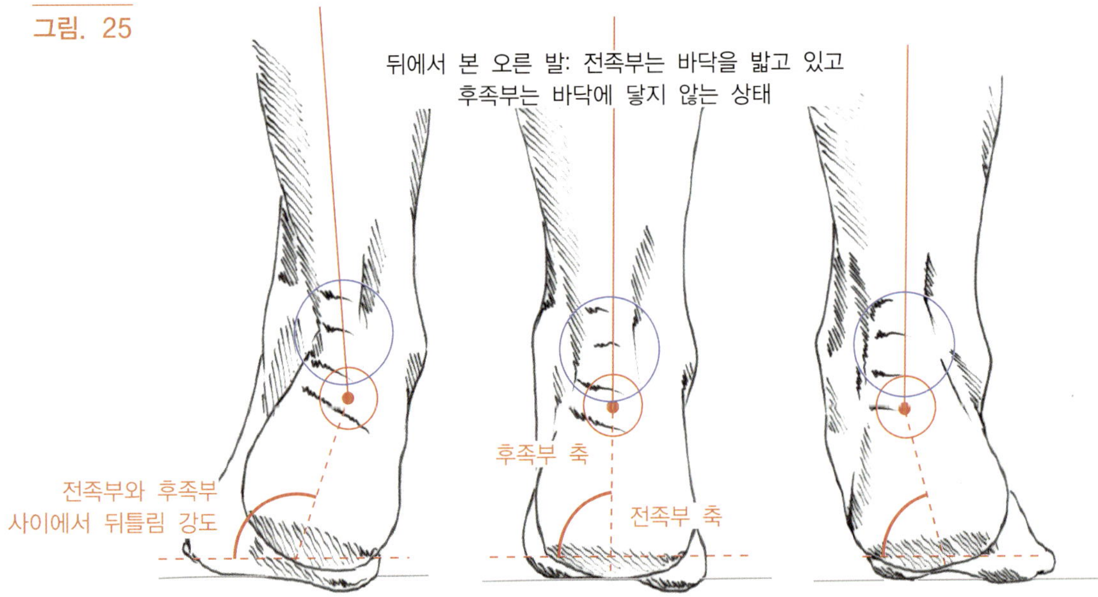

최적의 생체역학 – 전족부는 바닥을 밟고 후족부는 바닥에서 약간 떨어진 안쪽번짐 자세나 가쪽번짐 자세에서, 만약 다리 방향이 변하면(*예, 밟는 발의 움직임과 모양*), 안쪽궁 모양이 항상 변한다는 것을 알 수 있다. 하지만, 움직임이 시작하는 초기에, 발이 안쪽번짐 자세이거나 또는 가쪽번짐 자세에 따라 궁모양이 변하는 폭이 달라진다. 후족부의 자세가 잘못되었다 하더라도, 바닥을 밟는 전족부는 무릎이 뒤틀리지 않도록 무릎을 더 많이 보호하면서, 어느정도 유연성을 지닌다.

무엇을 기억해야 하는가?

- *엎침 발* 또는 *뒤침 발*은 수평면에서 다리에 비해서 발 방향이 잘못 되어 생긴다.
- 검사를 하는 여러 요인들 중 하나는 발이 공중에 있는 단계에서 안쪽번짐/가쪽번짐 움직임을 발생시키는 능력을 검사하는 것이다.
- 엎침 발 또는 뒤침 발에서 일반적인 발로 바뀌는 것은 공중에서 발의 안쪽번짐/가쪽번짐(수평면에서 발의 방향) 위치를 측정하는 능력과 바닥을 밟을 때 이 방향을 유지하는 능력에 따라 달라진다.

다리가 아니라 바닥에 비해서 발 방향의 위치를 측정하려고 한다면, 발의 구조를 이해하지 못하고 부적합한 해결책을 제시할 것이다.

발 방향과 예방

일상생활에서 그리고 특히 스포츠 활동에서, 고르지 못한 지면이나, 활동하고 있는 상태에 따라 그리고 주어진 상황에 알맞게 발을 지면에 닿도록 하기 위해 그리고 몸 균형을 유지하기 위해, 순간적으로 가쪽번짐(엎침)발, 안쪽번짐(뒤침)발 또는 발의 중심 축에서 바닥을 밟으면서 다리가 아니라 발의 방향을 바꾼다. 순간적으로 그리고 무의식적으로 공중에서 발 방향을 안쪽으로 또는 바깥쪽으로 변화시키는 능력은, 몸을 잘 이동시키고, 넘어지는 것을 방지하고, 그리고 발 위에 있는 관절을 보호하기 위해 동작하는 몸의 실질적인 특징이다.

작용하고 있는 관절 구조

2 그룹의 근육군이 발을 가쪽으로(엎침) 또는 안쪽으로(뒤침) 방향을 정하게 한다. 발 안쪽번짐은 뒤정강근과 앞정강근의 수축에 기인하고, 발 가쪽번짐은 긴종아리근과 짧은종아리근의 수축에 기인한다(그림. 26).

최적의 생체역학 – 종아리근은 발이 안쪽번짐에서 중립자세로 바뀌게 하고 뒤정강근은 가쪽번짐에서 중립자세로 바뀌게 한다(그림. 27). 중립자세로 유지하는 것은 조금 전에 언급한 측면근육이 발의 올바른 위치를 정하는데 달려있다.

엎침 발, 일반적인 발과 뒤침 발의 도식화 (그림. 28)

1. **엎침 발.** 발은 밖으로 향하고, 발목은 안쪽으로 《굽어진다》. 안쪽궁은 편평해진다.

2. **일반적인 발,** 축에서 중립자세.

3. **뒤침 발,** 발은 안으로 모이고 구부려진 발은 가쪽으로 향한다. 안쪽궁은 안으로 파인다.

그림. 26

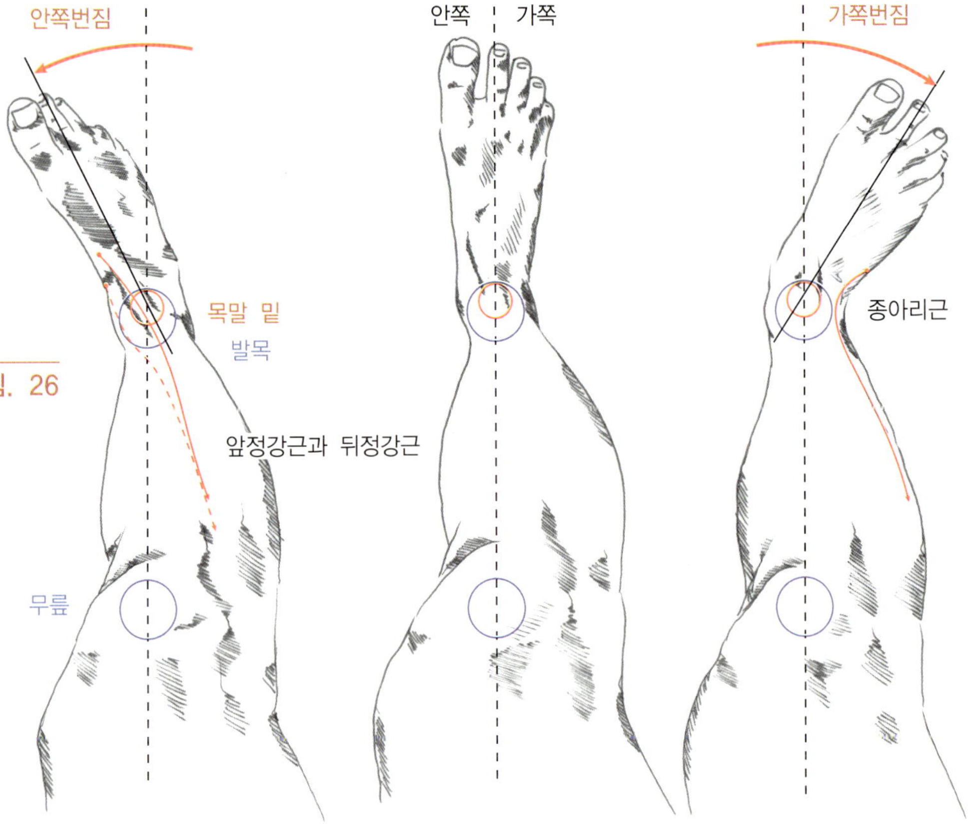

그림. 27

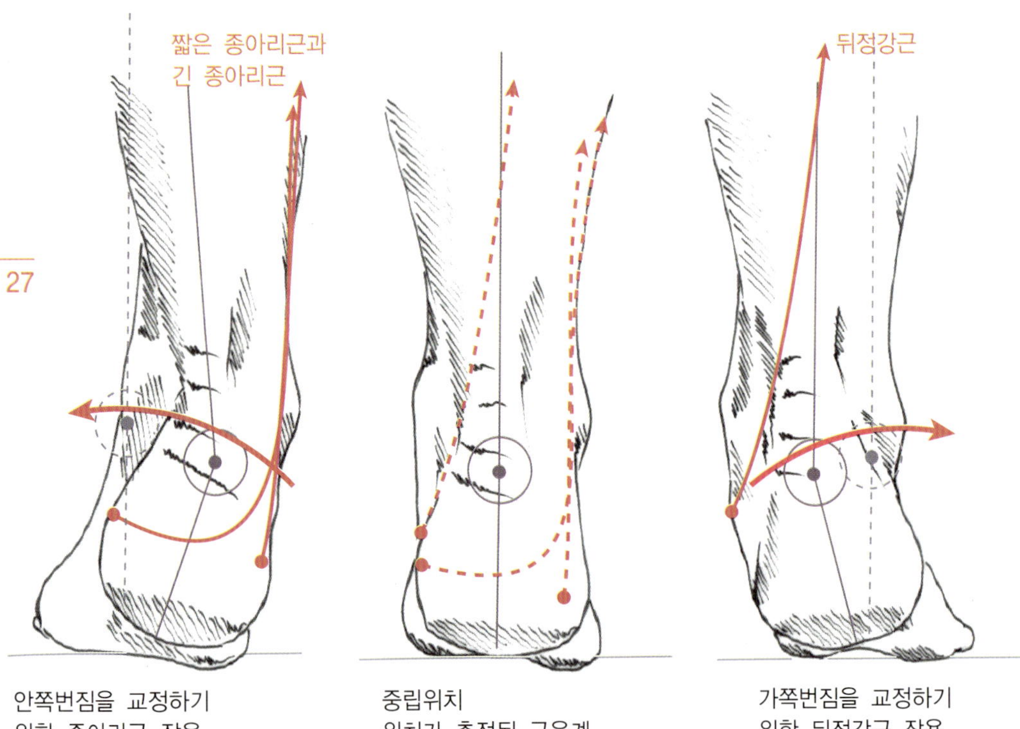

뒤에서 본 오른발: 전족부는 바닥을 밟고 있고 후족부는 바닥에 닿지 않는 상태

그림. 28

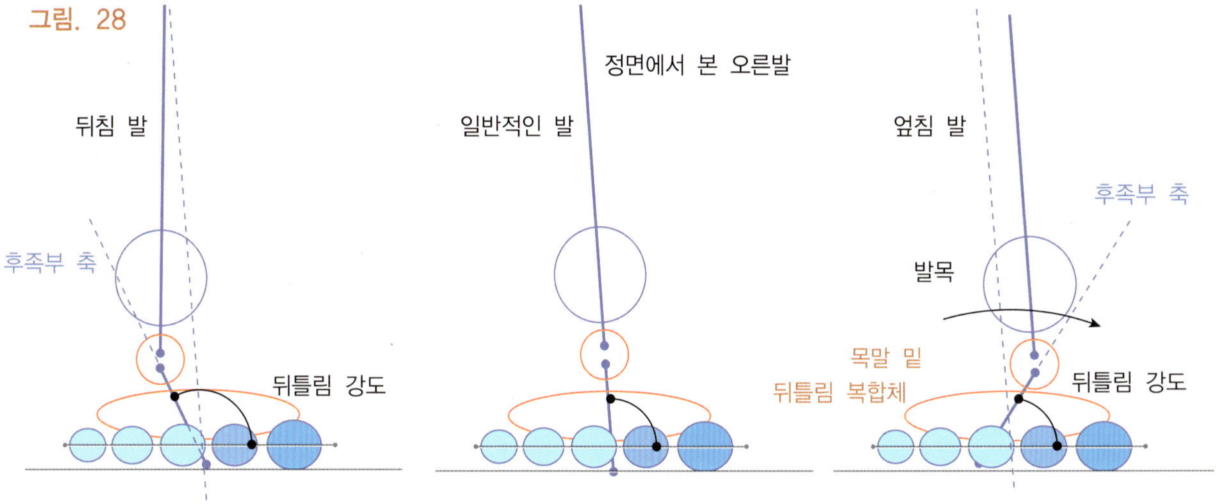

최적의 생체역학

엎침 발

- 후족부(발뒤꿈치 수직축)를 (바닥에 비해서)안쪽으로 기울어지게 하면서 발생하는 기울어진 발뒤꿈치 (외번족) 위치
- 전족부와 후족부 사이에서 약한 강도의 뒤틀림으로 인해 편평해진 안쪽궁. 전족궁을 통해서 바닥과 접한 전족부는 《고정된다》. 이런 경우, 후족부는 기울어 지지 않는다.
- (어느 정도, 발뒤꿈치가 기우는 강도에 따라)발은 편평하다.

일반적인 발

- 발뒤꿈치는 정강뼈 축에 있다.
- 이러한 발은 전족부와 후족부의 방향의 차이로 뒤틀림이 생기게 된다. 양발을 가지런하게 서면, 다리는 안쪽으로 기우는데(개인에 따라 3~5°), 따라서 후족부는 수직이 아니다.
- 안쪽궁은 뒤틀림의 강도, 개인의 신체적 특성과 민족적 특성에 따라 어느 정도 달리 나타난다.

뒤침 발

- 후족부를(발뒤꿈치 수직축) (바닥에서)바깥쪽으로 기울어지게 하면서 발생하는 기울어진 발뒤꿈치 (내번족) 위치
- 전족부와 후족부가 심하게 뒤틀려서 안으로 파인 안쪽궁.
- (발뒤꿈치가 어느 정도 기우는 강도에 따라)발은 안으로 파인다.
- 전족부는 바닥과 (후족부를 포함한)다리의 나머지 부위사이에 있는 경계면이다. 전족부는 항상 바닥에 최적의 상태로 닿게 하도록 하면서, 전족부의 방향은 접촉면의 상태에 따라 변한다. 뒤틀림의 정도는 즉, 발모양은, 전족부와 후족부가 향하는 방향에 따라 달라진다.

걸음걸이에 의해서 만들어지는 발모양

엎침 발은, 걸을 때, 달릴 때, 발이 공중에 있는 단계에서나 바닥을 밟는 단계에서든지, 지속적으로 가쪽번짐이 나타난다. 이러한 몸짓을 무의식적으로 그리고 끝임 없이 반복하면서, 엎침 발은 자동적으로 다리를 움직이게 한다. 이러게 반복적으로 엎침 발로 걸으면 엎침 발 걸음걸이 발모양이 생긴다(이 걸음걸이에 의한 특징적인 움직임에서 비롯된 발의 방향으로 약한 뒤틀림이 생긴다(그림. 27, 28). 이 가쪽번짐은 전족부를 뒤틀림 풀림 상태로 만들고 안쪽궁을 편평하게 만든다. 나중에는, 가쪽번짐은 발 가쪽 가장자리로 걷게 하는데, 발을 중립위치(일반적인, 그림. 26)로 향하게 해도 전족부의 뒤틀림이 풀리는 것이 바로 되지 않는다(발이 고정됨(그림. 29)). 그렇기 때문에 전족부와 후족부 사이에서 독립성/유동성을 회복하는 것이 필요하고, 적절한 뒤틀림의 강도를 인식하고, 뒤틀림의 강도를 적절히 할 수 있는 방법을 찾아내는 것이 필요하다.

그림. 29

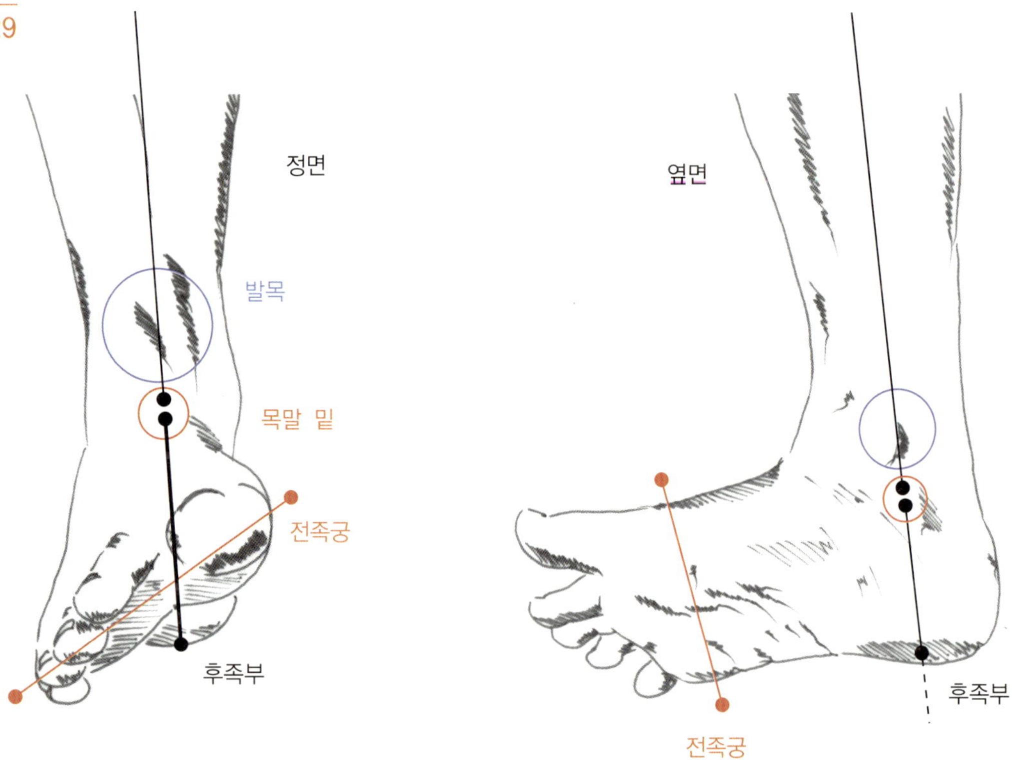

최적의 생체역학 - 도식화

엎침 발의 발 방향 교정(그림. 30). 뒤틀린 발은 활동하는데 불편하며, 전족부는 엎침 움직임을 하고 바닥에서 전족궁이 기울어진다. 그러므로 전족부 뒤틀림의 풀림을 교정하는 것이 필요하다.

뒤침 발의 발 방향 교정(그림. 31). 뒤틀린 발은 활동하는데 불편하며, 전족부는 뒤침 움직임을 하고 수평면에서 전족궁이 기울어진다. 그러므로 전족부 뒤틀림을 교정하는 것이 필요하다.

결론

습관적인 몸짓에 따라, 무의식적으로 다리에 비해서 발의 방향이 정해지는데, 발 방향이 발모양을 결정한다 (그림. 9). 이러한 문제를 해결하는데 2 가지 방안이 있다: 우연(random)이 발의 방향을 결정하도록 내버려두거나, 발 방향을 조절하고 발이 중립적으로 바닥을 누르기 위해 ***다리에 비해서 발의 방향을 설정하는 것을*** 다시 배우는 것이다. 다른 한편으로, (다리에 비해서 발이 방향을 안쪽과 가쪽으로 놓는)목말 밑 관절과 (전족부와 후족부를 구별하는 관절 경계선)튀틀림 복합체는 ***기능적인 발***이라 명명하는 발을 발달시키기 위해 매우 중요한 요인이라는 것을 기억해야 한다. 따라서 다음과 같은
아래 사항은 필요 불가결한 것이다:

- 후족부 방향을 측정하고 고정하기 위해 목말 밑 관절의 움직임을 인식하고 통제한다;
- 전족부와 후족부가 서로 충분히 독립적으로 움직일 수 있을 때까지 뒤틀림 관절 복합체를 유연하게 한다. 뒤틀림/뒤틀림 풀림의 생체 역학적 능력은 우리가 공부하기 시작한 경계면의 기능을 전족부가 충분히 실행하도록 한다.
- 발의 전족궁 방향을 통제(뒤틀림 강도)하면서 근육 위치를 측정한다.

이렇게 발의 구조를 발달시키고, 바른 걸음으로 습관화하기 위해서 바른 걸음 자세를 연습해야 한다.

❖ 어린이들은, 여러 요인(성장, 신체활동, 학습, 모방…)에 의하여, 자세가 급격히 변하는데, 청소년기로 성장하면서 이 자세는 고정되지 않고 안정된다. 어린이와 청소년에게 자세연습은 몸짓기술을 획득하는 것과 비교할 수 있다, 이는 당사자의 이해수준, 인식수준과 감각의 발달 등을 요구한다. 자세연습은 정확성과 규칙성을 요구하는 중요한 연습이다. 이러한 여러 이유에서, 또는 경우에 따라서 잘못된 자세에서, 여러 가지 결함을 찾아내어 올바른 연습을 하기 위해 전문가의 도움이 필요하다.

그림. 30

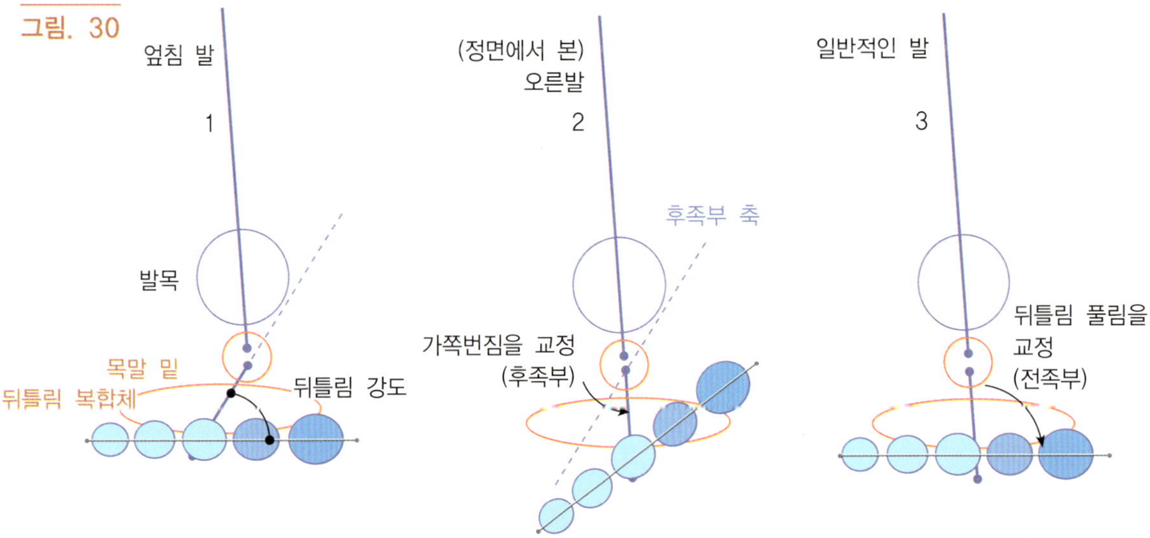

그림. 31

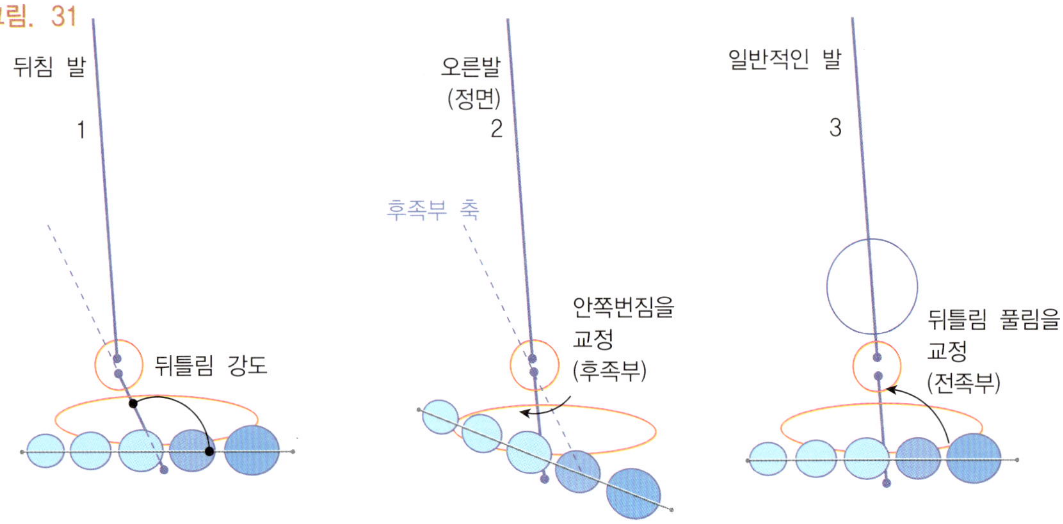

기능적인 발의 이점과 특성

아래에서 언급할 다른 요소들은 다음 장에서 좀 더 심도 깊게 다시 살펴볼 것이다.

기능적인 발의 이점: 기능적인 발은 바닥과 효율적으로 연결되고 발이 최적의 상태로 바닥에 닿게 한다. 기능적인 발은 《발목》 을 안정되게 고정시켜 주고 발목이 삐는 것을 예방한다. 만약 몸이 균형을 잃을 경우, 불안정한 상태를 안정한 상태로 바꿀 수 있는 가능성을 높이면서 역동적으로 바닥을 밟을 수 있는 능력을 발달시킨다.

기능적인 발의 특성 : 발을 구성하고 있는 다른 요소들 사이에서 발생하는 움직임은 순간적으로 발모양을 변화시킨다. 그러므로 전족부로 바닥에 밟은 발은 뒤틀림 움직임에서 순간적으로 안으로 파이거나 편평해진다. 이때 발모양의 높이, 길이를 변하게 하면서 전족부에 비해서 발뒤꿈치를 안쪽이나 바깥쪽으로 움직이게 한다. 제약에 따른 발모양의 변화는 이러한 결과로 나타나고 따라서 발과 바닥의 접촉면을 확실하고 발에 부과되는 압력을 최적으로 배분시킨다.

다리 축에서 발의 이점 : 다리 축에서 발을 고정하는 능력이나 또는 순간적으로 다리 축으로 발을 옮기는 능력은 각 걸음에서 ***움직일 수 있는 가능성***을 더 넓혀준다. 즉, 바닥의 제약에 적응하는 능력, 실행해야 할 행동에서나 또는 순간적으로 몸이 균형을 잃었을 때 넘어지지 않도록 대처할 수 있는 능력을 말한다. 만약, 반대로, 발이 가쪽번짐(엎침) 또는 안쪽번짐(뒤침)이면, 발 위치를 변경할 가능성이 줄어든다. 다른 관절들이 이 역할을 대신하고 자세에서 오는 결함을 보상하게 하는데, 이는 무릎 가운데에서 뒤틀림을 발생시키는 위험을 지니고 있지만 바닥을 누르는 안정성이 더 불안정하게 할 수 있는 위험이 있다. 중립위치에서 발로 바닥에 밟는 습관적인 발의 동작은 자세를 ***안정근의 체계를 유지하고 선별한다***.

가쪽번짐 발은 걸음을 걸을 때 발 안쪽 가장자리에 더 중심이 이동하도록 하는데 결과적으로 엄지발가락(첫째 발가락뼈)의 안쪽 가장자리로 중심이 이동한다. 이러한 걷기는 외번모지 모양이 쉽게 만들어 지도록 하면서, 매번 걸을 때 마다 엄지발가락이 안쪽으로 이동한다.

3장
자세교정방법을 모색하는 연습

앞으로 행할 연습동작들은 발의 다양한 움직임을 인식하는 방법과 기능적인 발이 되도록 하는 방법을 제공하는데 목표가 있다. 하나하나 제시된 연습동작은 나중에 특별한 일련의 전체적인 동작으로 연결 될 것이다.

● 어떻게 진행해야 하는가?

첫 번째로, 자세한 내용을 이해하기 위해 ***다양한 연습을 하고, 그 후 독자의 필요성과 능력에 따라, 여기서 제시하는 다양한 일련의 동작을 실행 할 수 있고, 이러한 동작을 채택할 수 있다.*** 이 움직임은 관절생리학적 움직임을 따른다.

❖ 이 연습을 하면, 발이 평균 1/2~1 사이즈 정도 길어지거나 또는 짧아진다. 엎침 발에서 일반적인 발로 변하는 사람은 발 길이가 줄어드는 것을 볼 것이다; 반대로, 뒤침 발에서 일반적인 발로 변하는 사람은 발 길이가 늘어나는 것을 볼 것이다. 하지만, 이 연습에서, 발 뒤틀림의 정도에 따라 매우 빠르게 늘어나거나 또는 줄어든다는 것을 유의해야 한다.

❖ **뒤침 발인 사람을 위해 :** 후족부가 《안쪽번짐》이 되는 것을 제어하면서, 뒤정강근을 강화하는 특별한 연습은 뒤침 발인 사람에게는 유용하지 않다. 왜냐하면 이미 정강근이 강화되었기 때문이다. 그럼에도 불구하고 발에 부과되는 제약으로 인해 또는 바닥을 밟을 때 발생하는 강도가 강해 자세를 유지하지 못하는 사람의 경우는 예외로 한다. 그러나 다리에 비해서 후족부의 방향을 측정하는 것이 필요할 것이고, 활동을 할 때 후족부의 균형을 유지하는 능력을 확실하게 터득하는 것이 필요할 것이다. 다른 한편으로, 《안으로 파인 뒤침 발》에서, 전족부/후족부가 각각 움직일 수 있도록 뒤틀림 복합체를 유연하게 해야 한다.

1. – 목말 밑 관절을 움직이기 (분리)

목표 (그림. 32)

- 목말 밑 관절의 위치를 안다.
- 발목과 독립적으로 목말 밑 관절을 움직이는 것을 배운다.
- 목말 밑 관절을 제어하는 능력을 발달시키고 이 관절에 대한 감각을 발달시킨다.
- 다리에 비해서 발의 방향을 정하는 것을 배운다.

발을 놓는 위치에 대한 지침

- 맨발이다.
- 의자 가장자리에 앉아, 다리를 앞으로 펴고, 무릎은 90°로 구부리고, 발뒤꿈치는 바닥에 놓는다.
- (무릎이 안쪽돌림/가쪽돌림 움직임이 발생하지 않도록) 무릎을 펴지만 편 무릎이 굳어져서는 안된다.

그림. 32

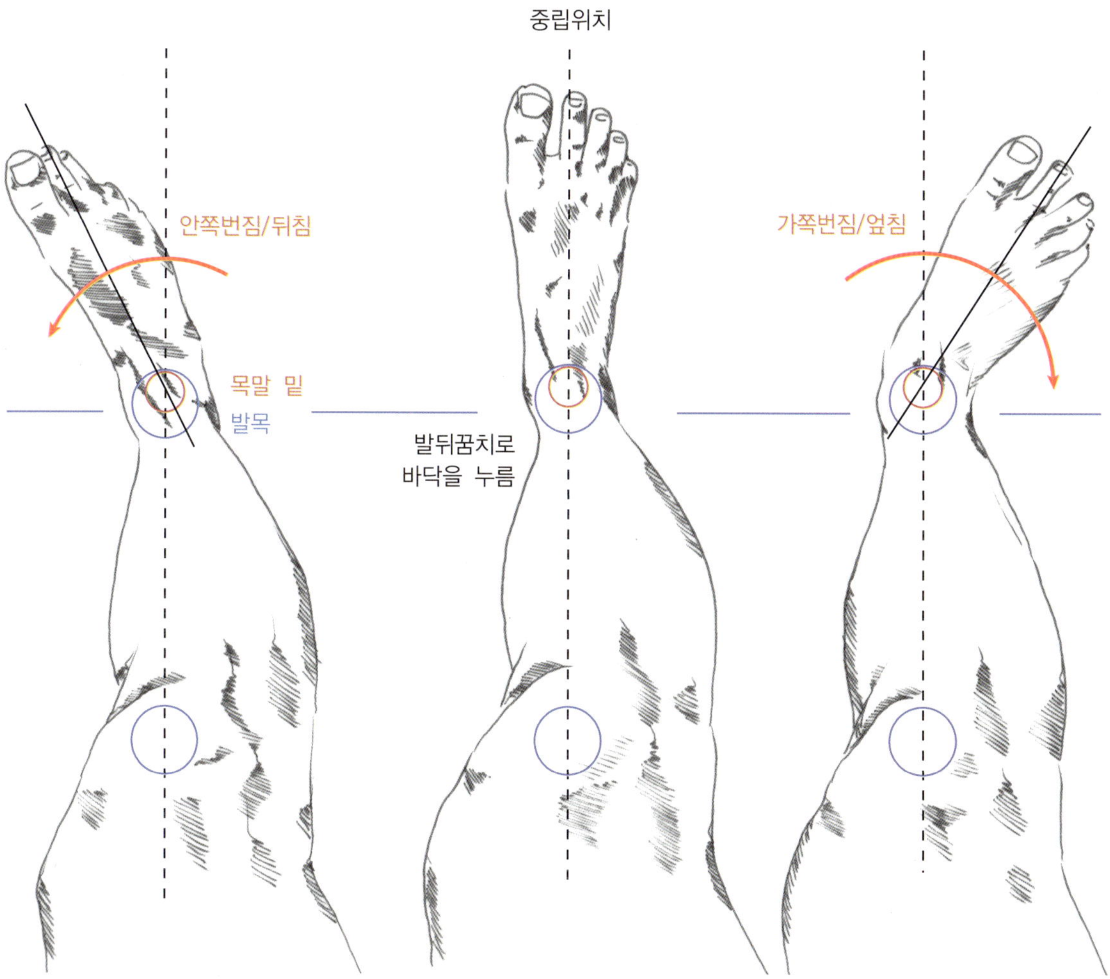

실행 지침

- 이 자세에서, 오른발이 안쪽번짐/가쪽번짐이 되도록 움직인다, 즉, 다리전체는 회전시키지 않고 (무릎은 위로 향한 채로 두고, 엉덩이 안쪽돌림 또는 가쪽돌림이 없이)발끝을 바깥쪽과 안쪽으로 향한다. 이 자세에서는, 목말 밑 관절의 움직임에 쉽게 집중할 수 있다.
- 안쪽번짐/가쪽번짐 움직임을 10회 3세트를 행하는데, 동작은 천천히 행하고, 매 세트마다 30초씩 휴식한다, 발의 축이 다리의 축과 일치할 때 잠깐 동작을 멈춘다.

요점

- 발목 굽힘/폄 움직임이 없이, 움직이는 동안 발목을 90°로 굽힌 상태를 유지한다.
- 엉덩이 안쪽돌림/가쪽돌림이 없어야 하고, 다리는 스스로 회전하지 않는다.

선택

- 발목을 90°로 굽혀서 이 동작을 연습하고, 그 후 바닥에서 발뒤꿈치를 들고 이 동작을 연습하고, 마지막으로 서서 공중에 다리를 들고 엉덩이와 무릎을 다양한 각도로 굽혀서 계속 연습하는데, 이는 어떠한 자세에서도 관절을 통제할 수 있도록 하기 위해서이다.
- 서서, 발의 방향을 측정하고, 전족부를 다시 바닥에 둔다.

2 – 발목 움직이기

목표: 발목 움직임(발 굽힘/폄 움직임)과 목말 밑 움직임(발의 안쪽번짐과 가쪽번짐)이 다르다는 것을 구별한다(그림. 33, Qr. 1).

- 맨발이다.
- 서서, 오른발을 들고, 엉덩이와 무릎을 약간 굽힌다.
- 발뒤꿈치가 정강뼈의 선상에 오도록 한다(목말 밑, 예, 위의 연습).
- 목말 밑을 움직이지 않고 발목 굽힘/폄 움직임을 행한다.

Qr. 1

3 – 손으로 전족궁을 움직인다

목표: 이 부위의 유동성을 감지하고, 전족궁을 유연하게 한다(1~2분) (그림. 34, Qr. 7).

- 맨발이다.
- 앉아서, 오른쪽 다리를 교차하고, 왼쪽 넙다리 위에 오른쪽 발목을 올린다.

Qr. 7

- 왼손 바닥으로 엄지발가락 뼈를 고정한다(엄지발가락 기둥).
- 오른 손바닥으로 다른 발가락을 고정한다.
- 둘째 발가락은 움직이지 않고 엄지발가락을 위에서 아래로 움직인다.
- 각 발가락 기둥을 움직이기 위해 양손을 점진적으로 이동한다.
- 양손을 느리고 부드럽게 움직이는데, 전족궁을 유연하게 하는데 목표가 있다.

요점

- 관절 가동범위를 넘기지 않으면서, 힘을 주지 않고 움직여야 하고, 또한 움직임은 점진적이어야 한다.

4 - 뒤틀림 복합체를 유연하게 하기 (손으로)

목표 : 이 부위의 유동성을 감지하고, 관절 복합체를 유연하게 한다 (그림. 35, Qr. 8).

Qr. 8

발을 놓는 위치에 대한 지침

- 맨발.
- 앉아서, 오른쪽 다리를 교차하여, 왼쪽 넙다리위에 오른쪽 발목을 올린다.
- 오른 손바닥으로 가쪽궁으로부터 감싸면서 전족부를 감싼다. 손의 엄지기둥은 발의 엄지기둥과 나란히 둔다. 다른 손가락은 전족궁을 감싼다.
- 왼손 바닥으로 발뒤꿈치를 감싸고, 움직이지 못하게 한다.

그림. 33

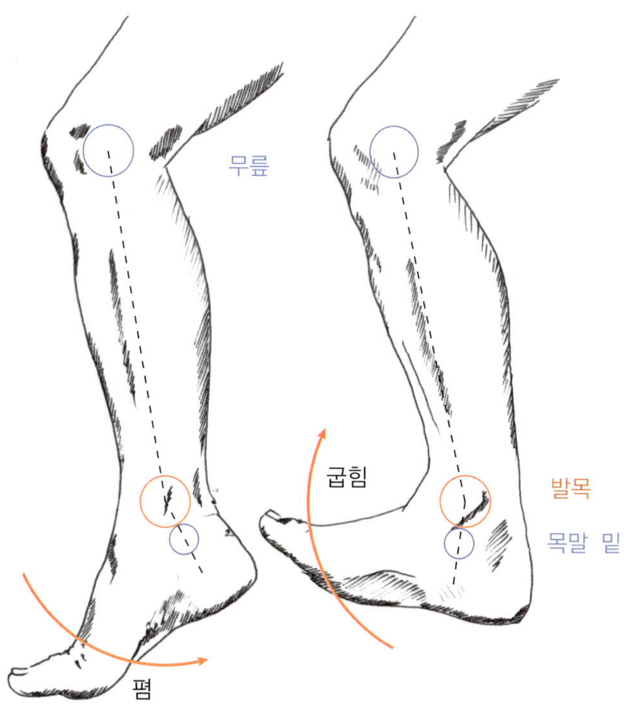

그림. 34

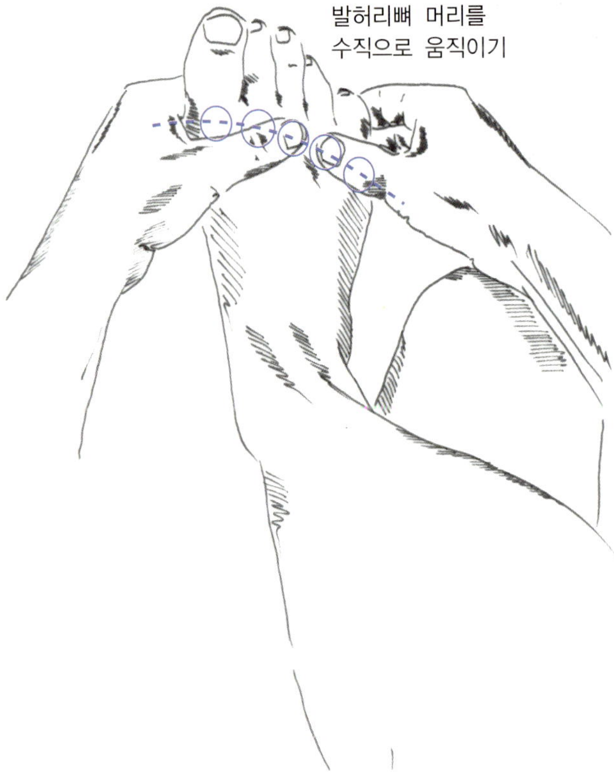

그림. 35

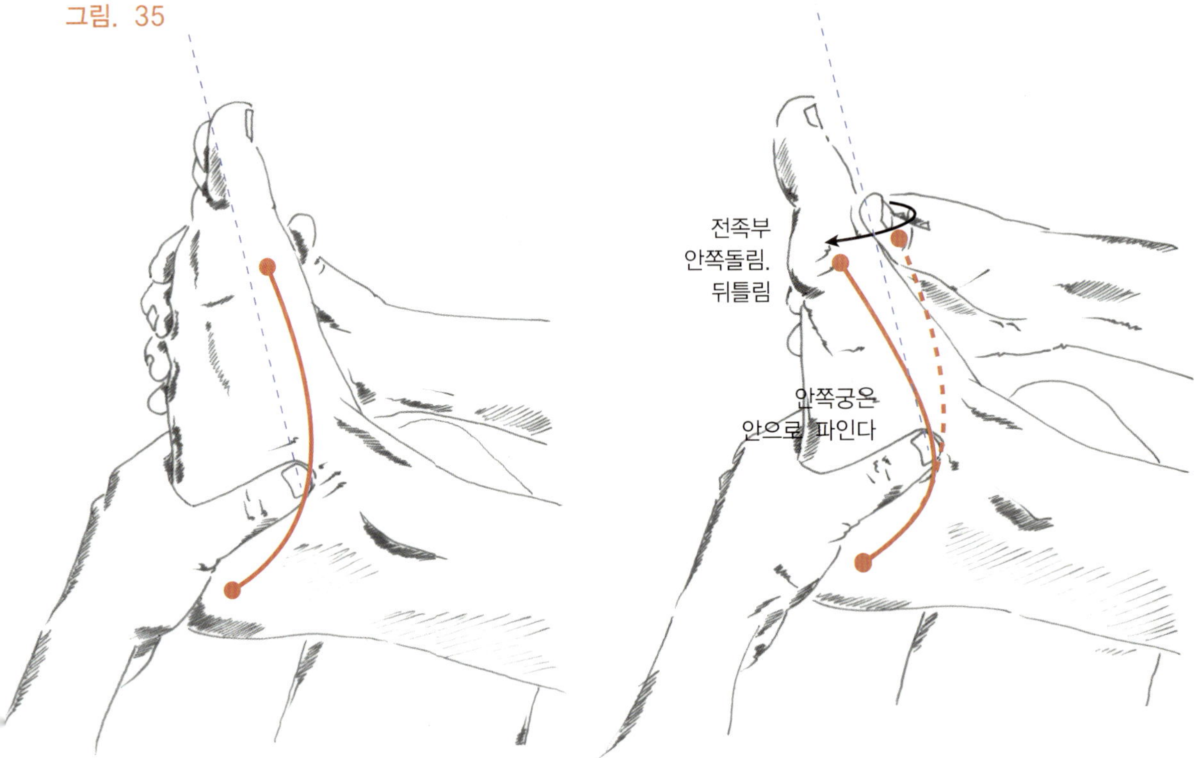

- 위에서 표현한 것처럼 전족부와 후족부를 마음속으로 그려본다.

실행 지침

- 오른 손으로 전족부 전체를 작은 원으로 (안쪽으로 그리고 바깥쪽으로)돌리는데 후족부는 움직이지 않는다. 부드럽게 천천히 돌린다. 뒤틀림 회전축을 유연하게 하기 위해 후족부와 독립적으로 전족부를 움직이는 것이 목표라는 것을 기억해야 한다.

요점

- 관절 가동범위를 넘기지 않으면서, 힘을 주지 않고 움직여야 하고, 또한 움직임은 점진적이어야 한다.

선택

- 이 자세에서, 후족부를 움직이지 않고, 오른 손의 도움없이 엄지발가락을 의식적으로 움직이도록 노력한다. 그 후 엄지발가락을 움직이게 되면, 후족부를 잡지 않고 전족부 엄지발가락을 움직인다. 의식적으로 안쪽궁을 움직이는 능력은 점진적으로 발달하고 이 연습 한 후 단지 몇 달 후에 성공적으로 이러한 움직임을 할 수 있다. 초기에 이러한 움직임을 하지 못하더라도 실망할 필요가 없다.

뒤침근을 위한 주석

- 뒤틀림 강도는 뒤침근에서 더 강하게 나타난다. 엎침근에서는 탄성적인 복귀로 인해 뒤틀림 풀림으로 되는 경우라면, 뒤침근에서 엎침근과 반대 현상이 나타난다. 따라서 오른 손을 다르게 놓아야 하는데, 뒤틀림과 뒤틀림 풀림의 움직임이 발생하기 위해, 전족부 안쪽궁을 감싼다. 엄지는 발바닥에 두고 다른 손가락은 발위를 감싼다.

5 - 바닥을 밟고 있는 뒤틀림 복합체를 자극시키고 유연하게 하기

이 연습을 설명하기 전에, ***전족부에 비해서 발뒤꿈치의 위치를*** 간단하게 설명하고, 차후에 자세히 설명할 것이다.

발뒤꿈치를 들고, 전족부로 바닥을 밟으면, 전족부를 움직이거나 방향을 바꾸지 않고 발뒤꿈치의 위치를 수평면에서 변화시킬 수 있다(예, 《밟고 있는 발 모양과 움직임》 장에서 연습: 안쪽궁의 변화를 관찰하는 대신에, 전족부에 비해서 발뒤꿈치의 이동을 관찰 한다). 발모양을 변화시키면서 전족부와 별개로 후족부를 움직일 수 있는 뒤틀림 관절 복합체(뒤틀림관절 경계선)로 인해 발뒤꿈치(후족부)를 옆으로 이동하는 것이 가능하다.

이렇게, 전족궁 중앙과 발뒤꿈치 중앙을 기준으로 삼으면, 뒤꿈치를 들고, (엉덩이에서 시작하여)다리 전체의 돌림움직임은 전족부에 비해서 발뒤꿈치를 옆으로 이동시킨다. 전족부의 수평축에 비해서 후족부의 수평축 방향은 변하고 발뒤꿈치는 옆으로 이동한다(그림. 36, Qr. 0).

그림. 36

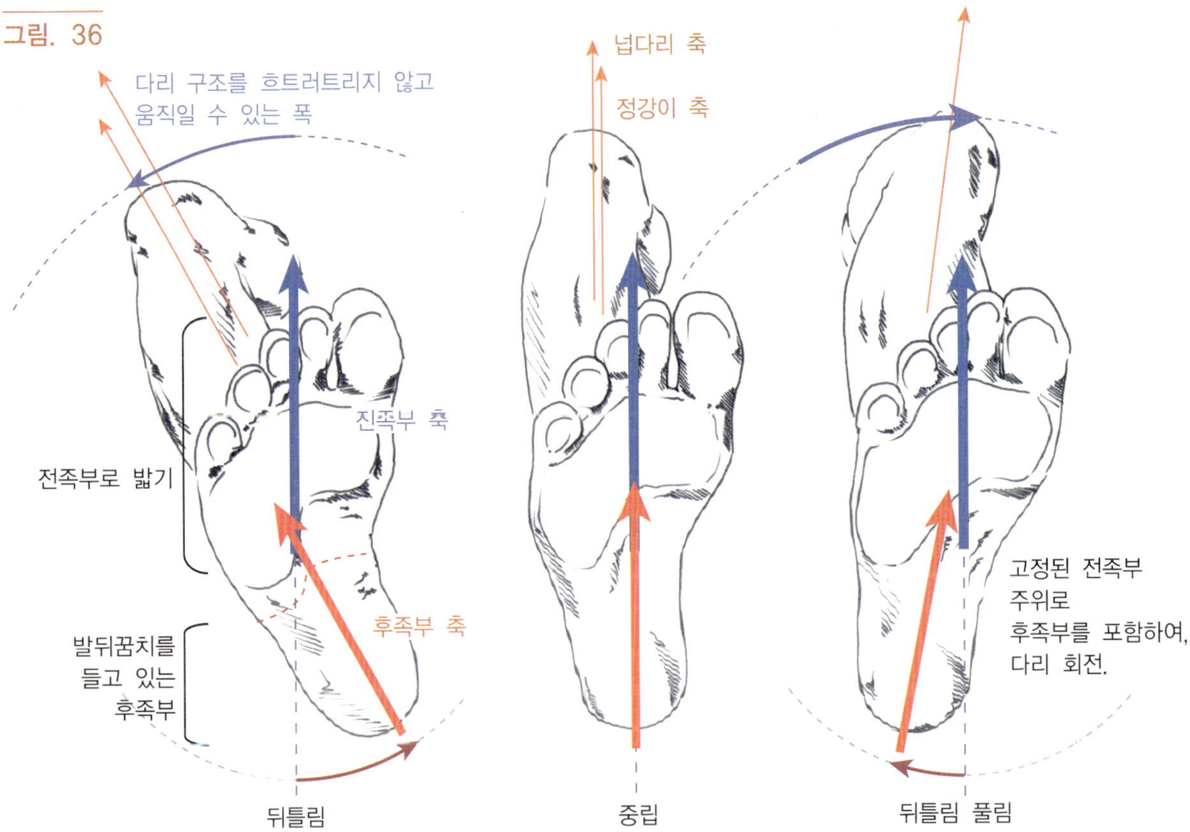

목표 (그림. 37, Qr. 5)

- 뒤틀림 복합체를 유연하게 하기.
- 목말 밑 관절을 움직이기.
- 측면근육 강화시키기.
- 전족부 경계면을 발달시키기.

Qr. 0

최적의 생체역학 – 뒤틀림 복합체가 효율적으로 움직이기 위해, 원칙적으로는 전족부로 바닥에 밟고 뒤틀림 복합체가 유연하게 움직이도록 해야 한다. 이는 목말 밑을 간접적으로 통제하는 측면근육(종아리근, 뒤정강근) 위치를 측정하고 강화시키고, 바닥을 밟는 발의 접촉면이 최대가 되면서, 효율적으로 바닥을 누를 수 있는 능력을 발달시킨다. 최대한으로 전족부가 지면과 접촉할 수 있는 폭의 범위 내에서, 뒤틀림 강도가 어떠하든 전족부 전체는 바닥과 접촉한다. 이러한 특별한 연습은 후족부에 비해 점차적으로 전족부의 유동성과 독립성을 갖도록 한다. 게다가, 어느 정도 전족부를 통제하게 되면, 의식적으로 공중에서 목말 밑을 움직이지 않고 후족부와 별개로, 전족부의 방향을 바꿀 수 있다.

Qr. 5

이렇게 전족부는 경계면의 기능을 충분히 이행하면서, 뒤틀림 복합체는 점점 더 기능적으로 된다.

그림. 37

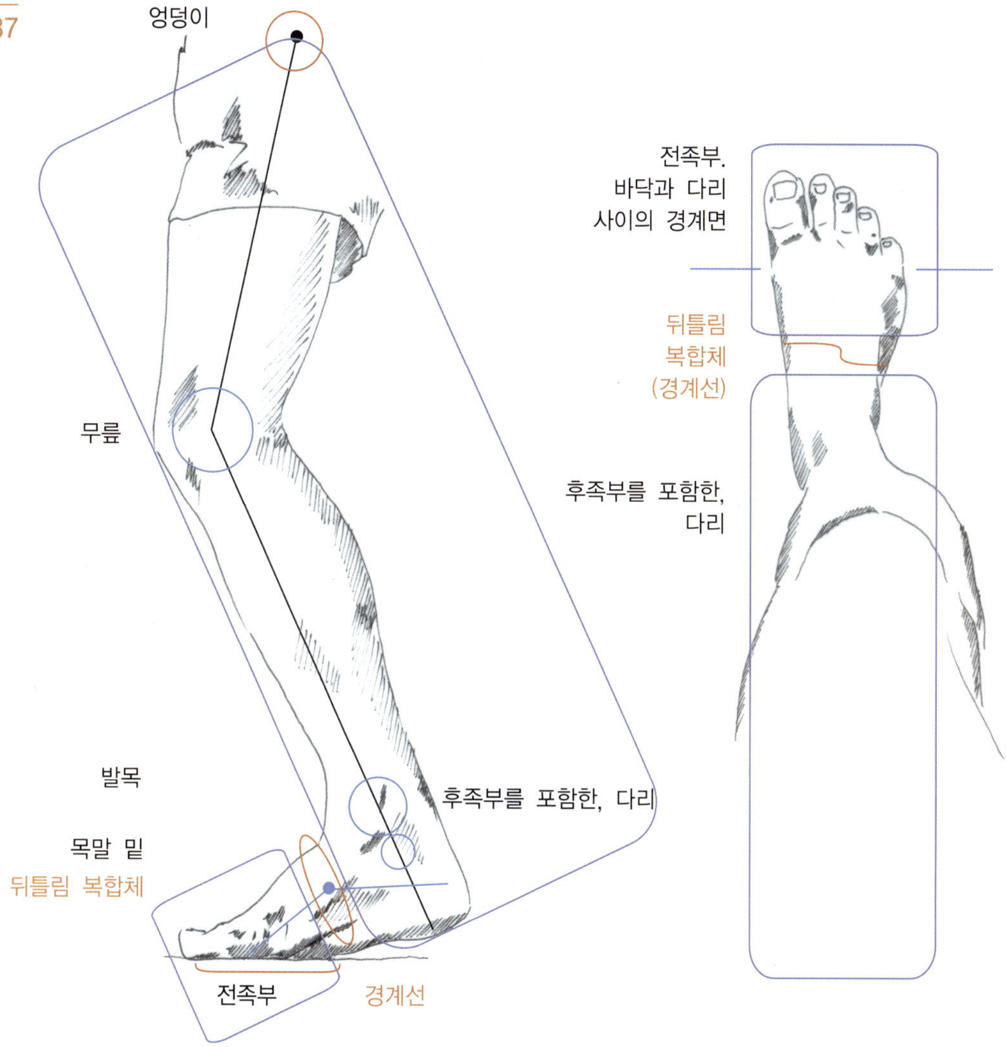

다리 개념: 이 연습을 정확하게 하기 위해서, 다리와 전족부를 서로 다른 2개의 요소로 인식하는 것이 중요하다; 후족부를 포함한 다리는 전족부와 독립적으로 움직인다. 나중에 살펴 볼 것이다(그림. 37).

발을 놓는 위치에 대한 지침

- 맨발이다.
- 바닥을 밟기 전에, 중립위치에서 다리에 비해서 발의 방향을 측정한다.
- 엉덩이 회전움직임이 힘든 사람은 가쪽돌림을 용이하게 하기 위해서 오른발을 약간 샤스네즈(안쪽으로 5° 회전, 움직임은 엉덩이에서 시작한다. (chasse-neige, 스키를 탈 때 정지하기 위해 양발을 앞으로 모으는 자세, 역자 주))로 둔다.
- 오른발 뒤꿈치를 든다.
- 중립위치에서 (안쪽번짐 또는 가쪽번짐 움직임 없이)목말 밑을 고정한다.
- 중립자세에서 무릎을 고정시킨다(무릎 안쪽돌림, 가쪽돌림 움직임이 없다. 정강뼈와 넙다리뼈가 같은 방향을 향한다).

실행 지침

- (뒤틀림 관절 경계선으로 인해) 전족부 주위로 (후족부 포함) 다리전체가 회전할 수 있도록 엉덩이를 약하게 가쪽돌림/안쪽돌림 움직임을 행한다. 전족부는 움직이지 않지만, 발뒤꿈치 위치는 변한다.
- 10회 반복 후, 발뒤꿈치를 전족부 수평축 안쪽으로 가볍게 이동한다. 이렇게 발뒤꿈치를 안쪽으로 옮기고, 뒤틀림 강도를 유지하면 발이 약간 오목하게 된다.

그림. 38

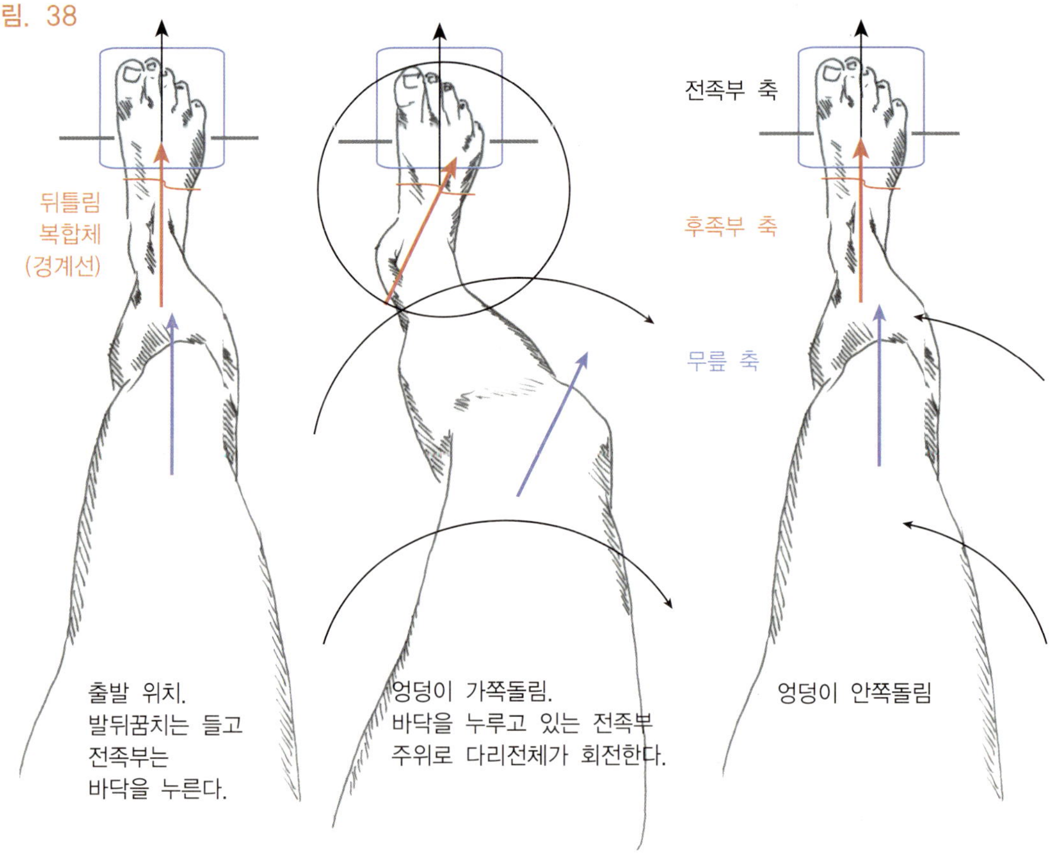

핵심

- (엉덩이와 뒤틀림 관절 경계선) 관절가동범위 내에서 움직인다.
- 움직임은 부드럽고, 느려야 하고, 어떠한 불편함이나 긴장을 유발시켜서는 안 된다.
- 전족부를 돌려서는 안 된다(미끄러져서도, 회전해서도 안 된다).
- 되돌아오는 움직임(안쪽돌림)을 행할 때 무릎은 전족부보다 앞으로 나가서는 안 된다.
- 목말 밑은 이 연습을 하는 동안 고정되어야 한다.
- 전족궁 전체는 바닥과 접촉한 상태를 유지해야 한다. 엉덩이 가쪽돌림 때, 바닥과 접촉해있는 첫 번째 발가락뼈 머리를 고정시키는 것은 긴종아리근(LF)을 분리하여 움직이는 능력에 달려있다. 이는 근육이 수축할 때 측면근육(종아리근, 정강근)이 분리되기 때문이다. 이러한 요인은 매우 중요하고 후족부에 비해 전족부가 독립적으로 움직이는 것을 나타낸다.

일반적으로 직면하는 어려움과 해결방안

- 발전체가 돌아간다. 발의 1/3인 전족궁을 고정시키기 위해 이 부위를 손으로 잡는다. 이 동작은 연습을 시작 할 수 있도록 도와준다.

선택

- 한발자국 또는 한걸음 앞에 전족부를 놓고 연습을 한다. 발뒤꿈치는 전족부보다 약간 더 높아야 한다.

뒤침 발을 위한 지적

- 다리에 비해서 발 방향이 어디로 향하는지 조심해서 살핀다.
- 엎침 발과는 반대로, 뒤틀림 풀림을 더 발달시켜야 한다.
  ➪ 발목/목말 밑 복합체의 측면근육 강화

6 – 앉은 자세에서 제자리 튀어 오르기 (엎침 발인 사람이나 자세고정에 문제가 있는 사람들만 해당 됨)

목표(그림. 39와 40, Qr. 9)

- 목말 밑 관절을 고정시키는 능력(관절의 맞물림에 대해 말한다)을 발달시키는데, 등장성운동은 뒤정강근을 강화하고, 전족부와 후족부를 분리하는 능력을 발달시킨다.

Qr. 9

발 놓는 위치에 대한 지침

- 허리근 작용을 원활하게 하기 위해 엉덩이(넙다리/골반 각도)보다 다리가 더 높게 올라가는(90°) 의자를 고른다. 거울을 정면에 두고 의자 가장자리에 앉는다.
- 다리에 비해서 발을 중립자세로 둔다.
- 양발을 가지런히 놓고(정면에서 보았을 때, 발뒤꿈치는 발목 뒤에서 보이지 않도록 한다), 엉덩이 넓이만큼 벌린다. 이때 엉덩이/무릎/발목이 일직선이 되도록 한다.
- 엉덩이 가쪽돌림을 하면서 오른발 뒤꿈치를 들어 왼발 옆으로 이동시킨다. 전족부의 가쪽 부위(전족궁, 4,5 발가락뼈)가 바닥에 닿는다. 안쪽번짐 또는 가쪽번짐 움직임 없이, 발을 중립상태로 둔다.

그림. 39

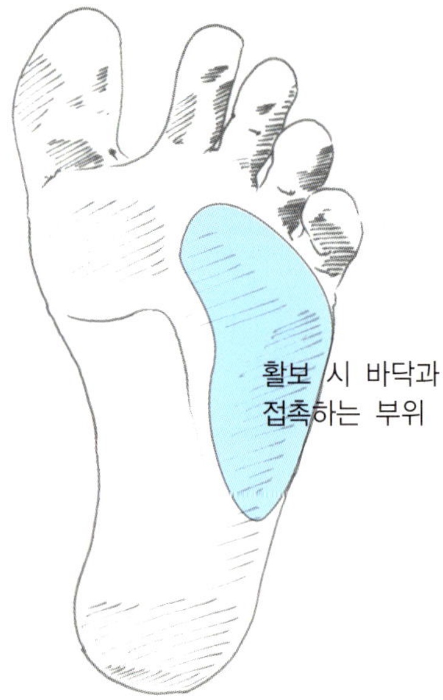

그림. 40

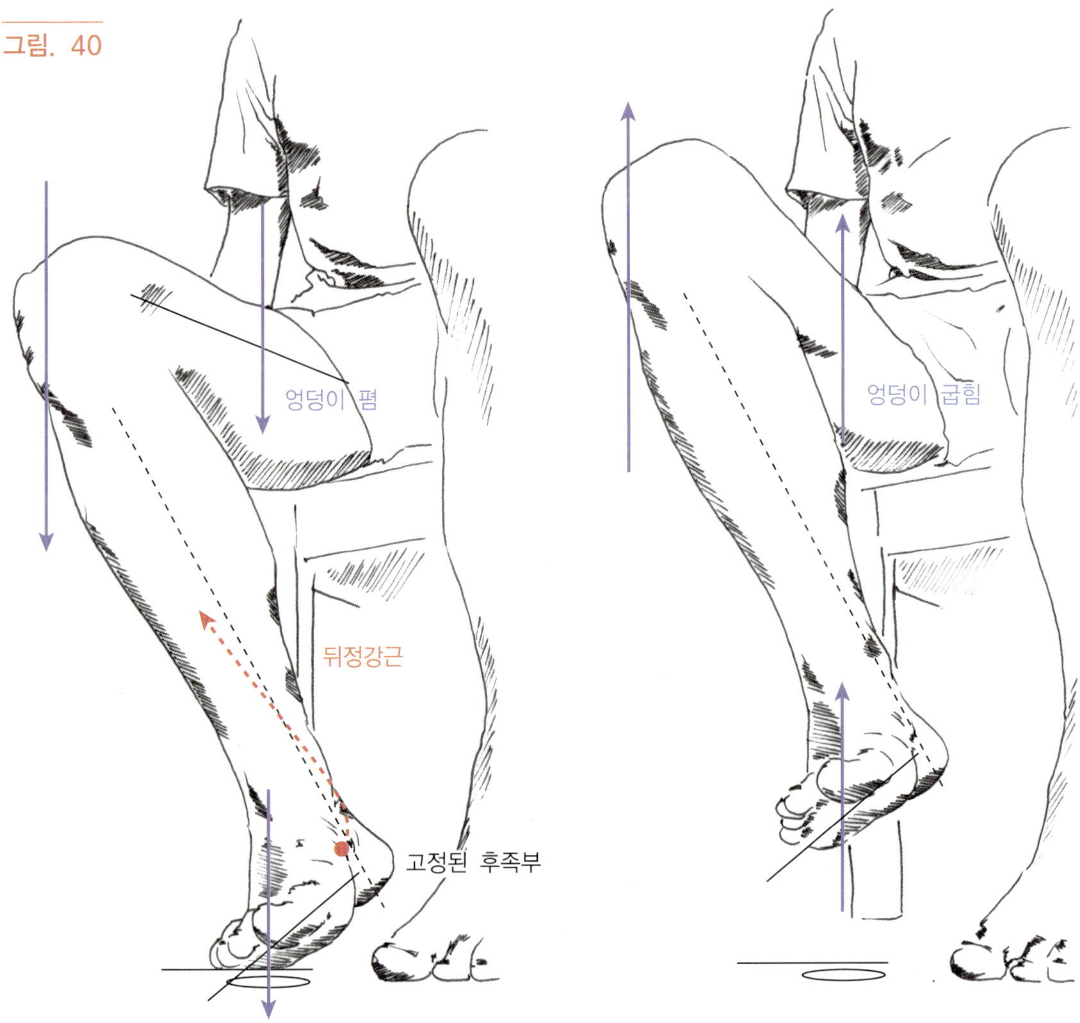

- 이 자세에서, 엉덩이를 움직여 오른발을 여러 번 가볍게 올린다(엉덩이 폄/굽힘 움직임). 오른발 전족궁(위에서 언급한 부위) 가쪽 부위로 바닥을 밟는다. 안쪽번짐 또는 가쪽번짐 움직임이 발생하지 않도록 목말 밑 관절을 고정한다.
- 10회 반복 3세트를 행한다. 주의할 것, 이 움직임은 허리근과 넙다리곧은근(대퇴직근, Rectus femoris)을 움직인다; 이 움직임에 익숙하지 않는 사람은, 서서 이 움직임을 할 것을 권유한다.

핵심 (그림. 41)

- 양발을 가지런히 놓는다.
- 양발이 중립자세에 있는지 측정한다(안쪽번짐 또는 가쪽번짐 움직임이 없어야 한다).
- 바닥을 밟을 때, 발이 가쪽번짐으로 움직이지 않도록, 목말 밑을 고정시킨다.
- 엉덩이 굽힘 움직임은 작은 폭으로 행한다.
- 통증을 쉽게 느낄 수 있는 전족궁 가쪽 부위가 지나치게 충격을 받지 않도록, 발목을 굽혀서 바닥을 밟는 충격을 완화한다.
- 무릎은 엉덩이 앞쪽에 있어야 한다(넙다리뼈가 앞으로 향하고, 넙다리뼈 수평축(horizontal axis)은 골반과 직각이다.

선택

- 서서 이 연습을 할 수 있다(Qr. 10).
- 서있는 자세에서 연결동작:
    - 오른 발을 3회 올린다 ;
    - 오른 발을 바닥에 두고 오른 발 전족궁 가쪽 부위를 좀 더 강하게 누른다. 발뒤꿈치는 약간 바닥에서 떨어진다 ;
    - 이렇게 오른발이 바닥을 밟고, 왼발을 3회 올린다.
- 발을 바꾸어가면서 연습한다. 이 연습을 앞으로 이동하면서 또는 옆으로 이동하면서 할 수 있다.
- 통증을 쉽게 느낄 수 있는 전족궁 가쪽 부위가 지나치게 충격을 받지 않도록, 발목을 굽혀서 바닥을 밟으면서 충격을 완화한다.

Qr. 10

뒤침 발을 위한 지적

- 뒤정강근은 이미 강화되어 있고, 자세를 유지하는데 문제가 없다면, 뒤정강근을 더 강화시키게 되는데 이 연습은 도움이 되지 않는다.
- 이 연습을 통해 발이 바닥을 밟을 때 발의 방향을 측정하고 인식하도록 한다.

그림. 41

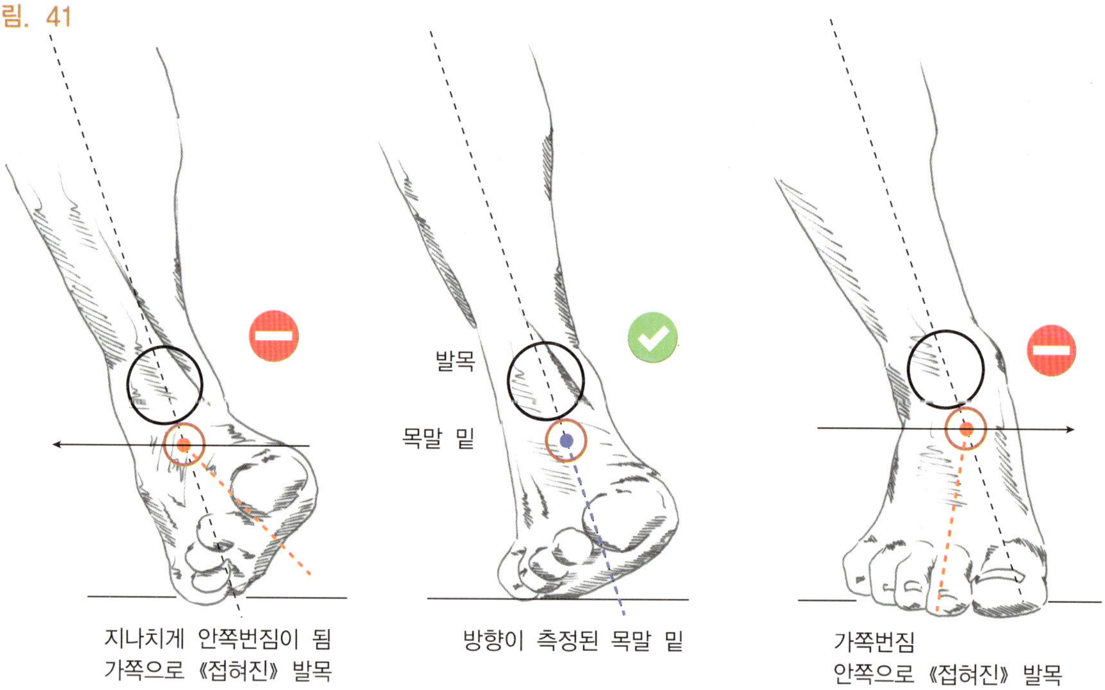

7 – 역동적인 관절 중첩 활보 (오직 엎침 발인 경우 또는 보행 시 발을 고정시키는데 문제가 있는 사람에게 해당 됨)

목표(그림. 42, Qr. 11)

- 뒤정강근을 강화시키고, 가쪽번짐의 어려움을 해소하기 위해서, 목말 밑 관절을 고정하는 것을 강화시키고, 후족부를 고정하는 것을 익히고, 이 부위에서 등장성 수축을 제어하는 것을 익힌다(그림. 42, Qr. 11),

Qr. 11

발을 놓는 위치에 대한 지침

- 맨발이다.
- 다리에 비해서 발을 중립위치에 둔다.
- 서서, 양발의 전족부를 어깨 넓이로 벌려 가지런히 둔다.
- 오른발 뒤꿈치를 든다.

실행 지침

- 첫째 발허리뼈머리를 바닥에서 들어올리기위해 오른 발에서 안쪽번짐이 약하게 일어나도록 한다. 이 움직임은 전족궁 가쪽이 바닥을 더 누르게 한다. 이 움직임을 하기 힘든 경우, 첫째 발허리뼈 밑에 빈대가 있다고 상상하면, 이 부위를 바닥에서 들어 올리는데 도움이 될 것이다.

- 이 자세에서, 오른발 전족부(전족궁) 앞-가쪽 부위를 미끄러지듯 끌면서 왼발 옆으로 놓는다 (그림. 43). 발은 모래를 담아 가져오는 스푼의 이미지이다.
- 양발이 가지런해지면, 오른발을 들어 출발점에 다시 놓는다.

핵심 (그림. 44)

- 발 가쪽번짐 움직임이 없이 목말 밑의 작용을 유지한다.
- 미끄러지듯 끄는 부위는 전족궁 가쪽 부위이다.
- 발뒤꿈치는 발이 미끄러지듯 움직이는 동안 바닥에서 떨어져 있다.
- 움직임이 행해지는 동안 발은 평행을 유지해야 한다.
- 무릎 수평축은 움직이는 축과 직각이 된다.

선택

- 오른 다리에 무게가 더 실린다.

뒤침 발을 위한 지적

- 뒤정강근은 이미 강화되어 있기 때문에, 발 고정을 강화시키는데 이 연습은 도움이 되지 않는다. 다만 발 고정에 문제가 있는 경우는 해당되지 않는다.

그림. 42

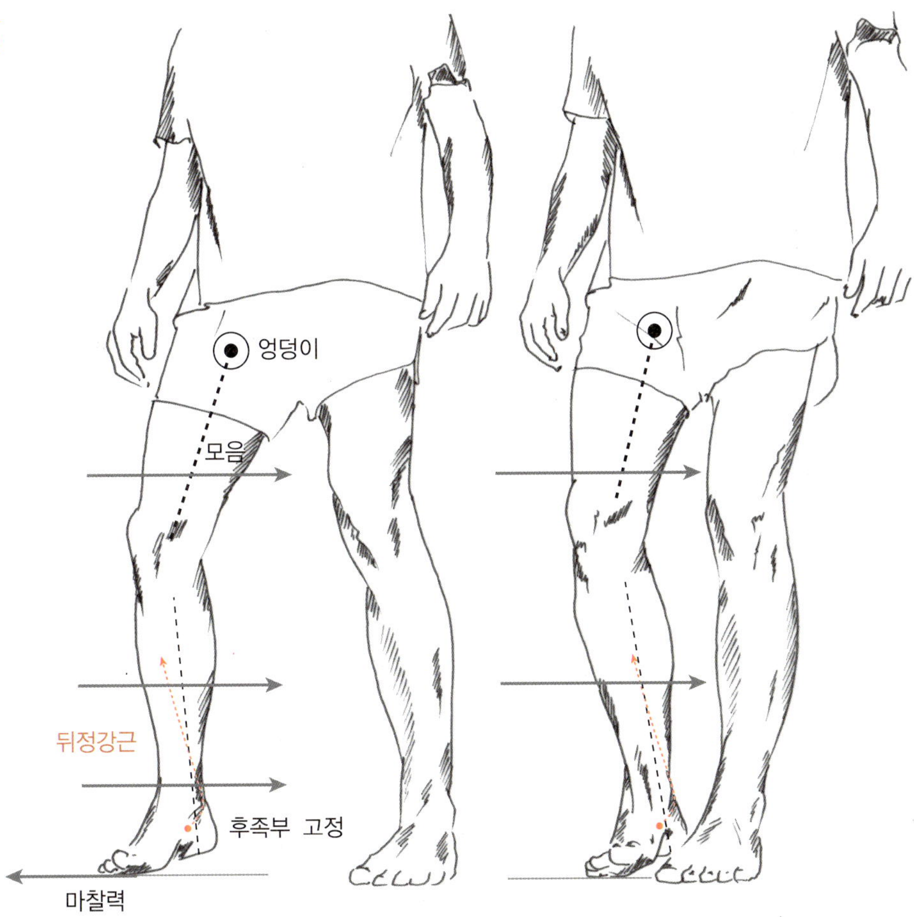

그림. 43

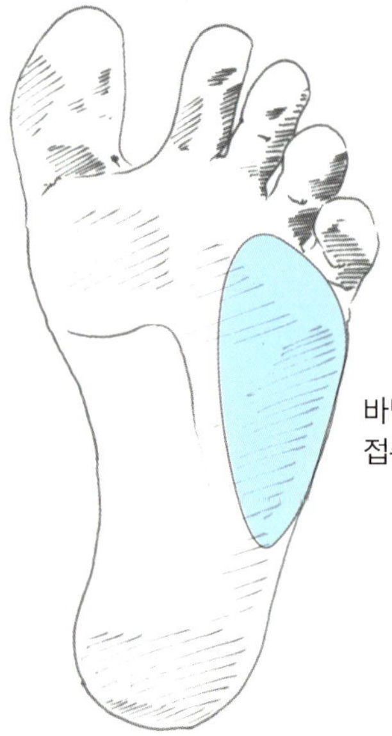
바닥에서 튀어오를 때
접촉 부위

그림. 44

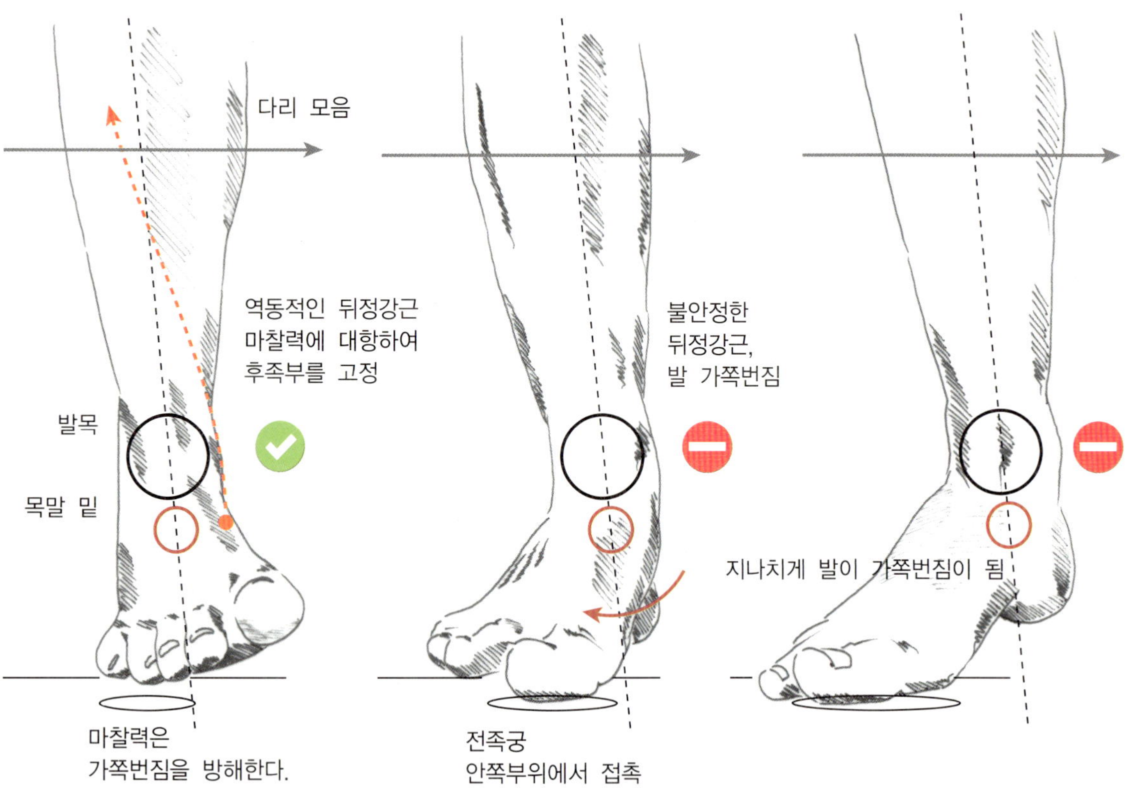
다리 모음
역동적인 뒤정강근
마찰력에 대항하여
후족부를 고정
발목
목말 밑
마찰력은
가쪽번짐을 방해한다.
불안정한
뒤정강근,
발 가쪽번짐
전족궁
안쪽부위에서 접촉
지나치게 발이 가쪽번짐이 됨

8 - 발뒤꿈치를 약간 들고 걷기

목표: 뒤정강근을 강화하고, 뒤틀림 복합체를 유연하게 하고, 발의 안정근 방향을 측정하고 강화하며, 바닥을 밟는 방법을 배운다. 전족궁을 유연하게 한다. 이 연습은 기억하기 쉽고 규칙적으로 반복하기 쉽다. 이 연습을 하는데 집중과 노력이 거의 필요 없다(그림. 45, Qr. 12).

Qr. 12

그림. 45

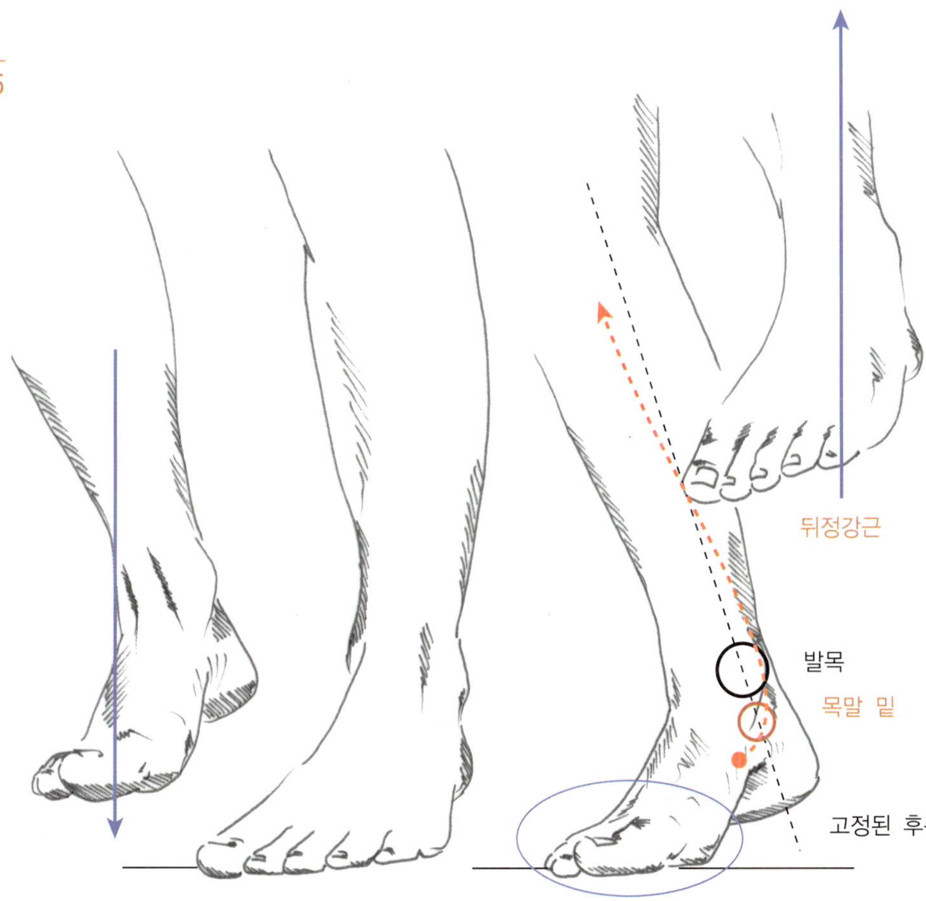

발을 놓는 위치에 대한 지침

- 맨발이다.
- 서서, 양발을 거의 붙이고, 양발을 가지런히 둔다.
- 오른 발 뒤꿈치를 약간 든다(1cm).
- 다리에 비해서 양발을 중립위치에 둔다. 바닥을 밟을 때, 엎침 발인 사람은 좀 더 가쪽으로 누르는 느낌을 받고, 뒤침 발인 사람은 안쪽으로 누르는 느낌을 받을 것이다. 주의할 점은, 목말 밑은 중립 자세로 있어야 한다.

실행 지침

- 이 자세에서, 전족궁 가쪽 부위를 누르면서 걷는다. 이 때 발뒤꿈치와 발은 바닥에 닿지 않고, 무게 중심 선을 통과한다. 전족부의 가쪽 가장자리에서부터 바닥에 놓는다.
- 움직임이 진행되는 동안 발은 중립위치를 유지한다.
- 제자리에서 50회 반복 2세트를 행한다.
- 첫 번째는, 발이 바닥을 밟을 때 앞정강근(Tibialis anterior)은 이완되어야 하는데도(그림. 46), 긴장된다. 점진적으로, 앞정강근의 긴장은 줄어들면서, 뒤정강근이 앞정강근의 기능을 대체한다. 바닥을 밟을 때, 균형을 잃을 때만 앞정강근이 긴장한다.

핵심

- 목말 밑의 작용을 유지하고, 《발목》은 안쪽으로도 가쪽으로도 접히지 않는다.
- 발뒤꿈치가 바닥에서 떨어진 상태를 유지한다.
- 다리에 비해서 발은 중립자세를 유지한다.
- 바닥을 밟는 충격을 완화해야 한다. 왜냐하면 이 때 전족궁 가쪽 부위는 민감해 질 수 있는데, 특히 심하게 엎침 발인 경우에는 더욱 그러하다. 왜냐하면 엎침 발인 사람에게는 이 부위는 전혀 또는 거의 자극되지 않기 때문이다.
- 전족궁 가쪽 부위부터 바닥을 밟는다.

그림. 46

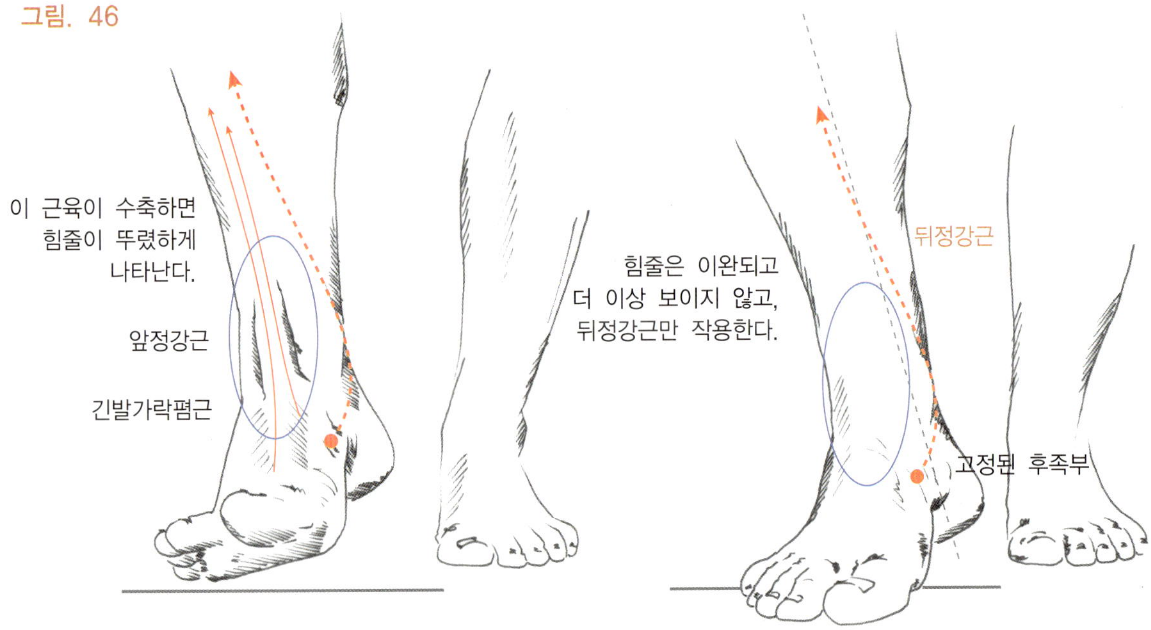

엎침 발을 위한 지적

- 첫째 발허리뼈에서 바닥을 약간 약하게 밟는다. 다른 발허리뼈로 바닥을 밟는다(이 움직임은 유일하게 목말 밑에서 시작한다). 이는 뒤정강근의 작용이 증가하고 후족부 방향 조절을 용이하게 한다. 목말 밑이 중립위치에서 벗어나지 않도록 주의한다.

선택

- 제자리에서 걷는다.
- 지침을 따르면서, 계단을 오르고 내려간다. 이는 제약을 증가시킨다.
- 전족부로 바닥을 밟으면서 제자리에서 달린다.
- 전족부로 바닥을 밟으면서 달린다.

뒤침 발을 위한 지적

- 후족부 위치를 측정할 때(전족부 방향에 비해서 발의 방향), 다섯째 발허리뼈에서 바닥을 밟는 힘이 약간 감소한다(이 움직임은 유일하게 목말 밑에서 시작한다). 다른 발허리뼈가 바닥을 밟는다. 목말 밑이 중립위치에서 벗어나지 않도록 주의한다.

9 – 전족부로 바닥을 밟으면서 제자리 달리기[1]

예상되는 결과 : 뒤정강근의 위치를 측정하고 강화하면서, 후족부 안정성을 강화하고, 뒤틀림 복합체를 유연하게 하면서 잘 움직이게 하며, 측면근육을 강화하고 위치를 측정하며, 바닥을 어떻게 밟는지를 배운다. 발 전족궁을 유연하게 하기. 이 연습은 빠른 속도로 행하고 바닥을 올바르게 밟고, 밟을 때 오는 충격을 효율적으로 완화해야 하기 때문에, 이 연습은 행하기 힘들다.

발을 놓는 위치에 대한 지침

- 맨발이다.
- 다리에 비해 양발을 중립위치에 둔다.
- 양발을 거의 붙인다
- 전족부는 가지런히 둔다.

실행 지침 (Qr. 13)

- 발뒤꿈치를 바닥에 놓지 않고 교대로 걷는 것으로 시작한다. 발뒤꿈치는 바닥을 스친다. 발뒤꿈치를 높이 드는 것은 도움이 되지 않는다. 20회 움직인다(오른발 왼발 10회 반복).

Qr. 13

1 저자의, *달리기 – 자세, 최적의 생체역학, 기록*을 참조.

- 그 후, 전족부로 바닥을 밟으면서 제자리에서 걷는다. 전족궁 가쪽 부위로 바닥을 밟는다. 목말 밑을 고정한다. 제자리에서 20회 걷는다(오른발 왼발 10회 반복).
- 제자리에서 발뒤꿈치가 바닥에 닿지 않고 약간 빠른 속보가 될 때까지 속도를 높인다. 발뒤꿈치가 바닥을 스칠 때 까지 발을 내린다; 이 움직임은 발이 충격을 어떻게 완화시키느냐에 달려 있다(오른발 왼발 10회 반복).

핵심 (그림. 47)

- 목말 밑은 움직임이 없어야 하고, 목말 밑 관절을 고정하고 위치를 측정한다. 발목을 측면으로 이동하면 안된다.
- 발이 바닥을 밟을 때 발의 함몰이 없어야 한다(후족부 안쪽으로 기울어지기) 발이 안쪽으로 기울어지는 경우, 엄지발가락으로 바닥을 더 강하게 밟게 된다(그림. 47, 48). 그렇기 때문에 엄지발가락에서 바닥을 강하게 밟는 것을 제한시키기 위해 엄지발가락 밑에 빈대가 있다고 상상하는 순간부터 후족부를 더 용이하게 통제하고 고정시킬 수 있다.
- 충격이 없어야 한다.
- 발을 들어 올린 단계(발의 안쪽번짐 또는 가쪽번짐 움직임이 없다)에서는 축(다리에 비해서 중립위치)안에 발이 있어야 한다(그림. 48). 공중단계에서 발의 가쪽번짐 움직임은 빈번하게 엉덩이와 발목을 조금만 굽히게 하기 때문에, 따라서 엉덩이를 더 굽히는 것을 의식하면 된다.

그림. 47

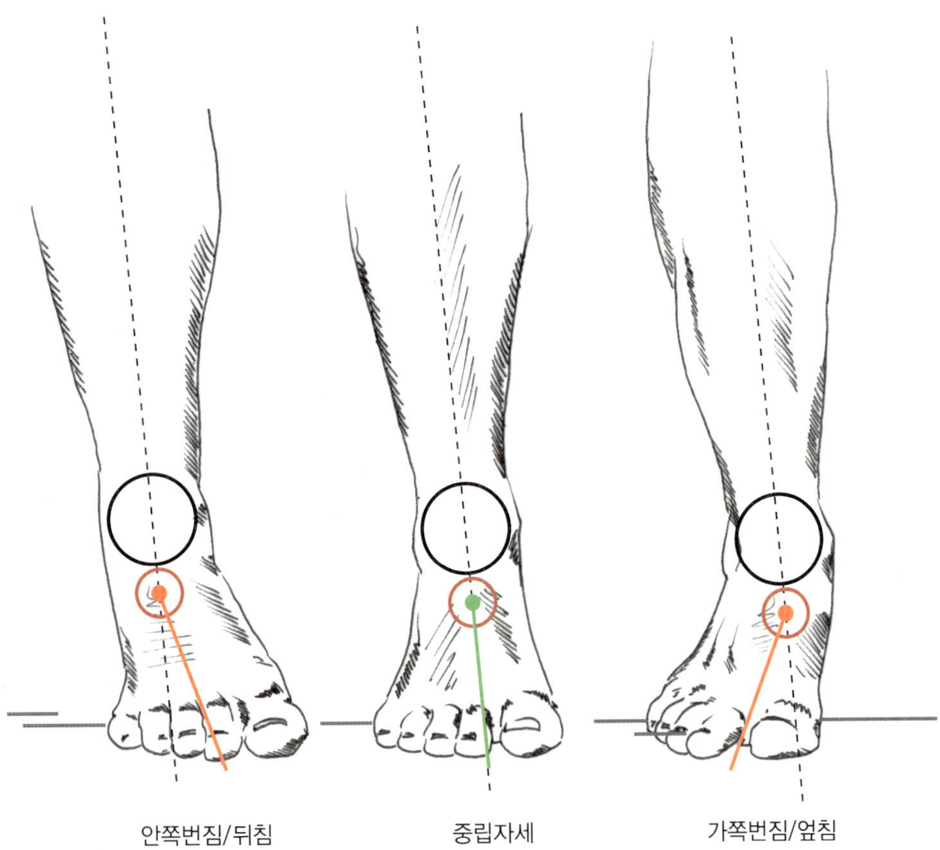

선택

- 바닥을 밟는 빈도(밟는 횟수)를 증가한다.
- 앞으로, 뒤로, 옆으로 이동한다.

그림. 48

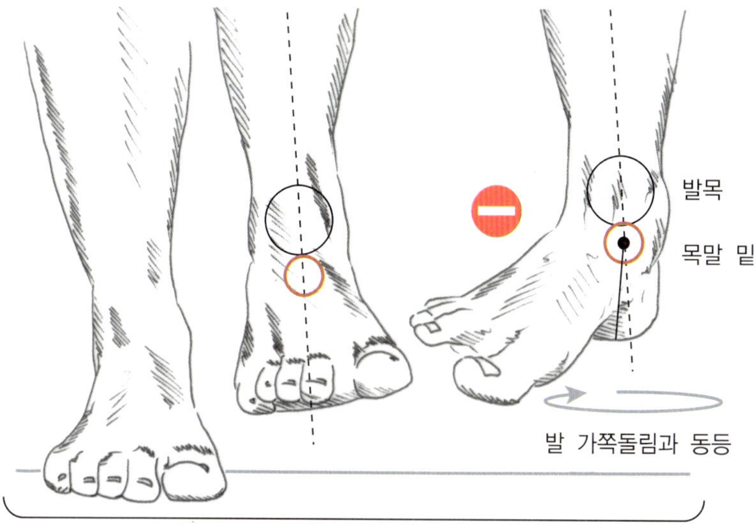

공중에서 가쪽번짐 움직임
발은 목말뼈와 독립적으로 움직인다 (발이 벌어진다)

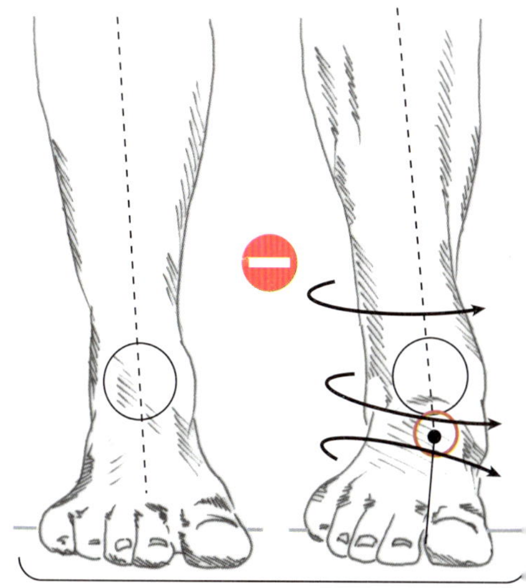

바닥을 밟을 때 가쪽번짐
발이 안쪽으로 기울어진다 (고정성 부족)

4장

잘못된 자세를 교정하는 방법

연습하는 방법을 어떻게 구성해야 하는가

이 연습은 기능적인 발로 만드는 방법을 제공한다는 것을 기억해야 한다. 후족부 방향이 측정은 어린이가 바른 자세로 서는 것을 배우는 것과 다르지 않다. 이 부위는 매우 단순하게 작용한다. 제한된 발 부위에 있는 걸음과 관련된 각각의 뼈와 이 뼈들을 지칭하는 난해한 용어들이 발을 이해하는데 힘들게 한다. 따라서 독자들은 원하는 목표에 따라 연습이나 일련의 동작들을 선택할 수 있다.

일반적인 걷기 안내서

걸을 때 또는 신체활동 시 발 방향을 변화시키는 것이 어렵고, 한꺼번에 발의 모든 구성요소들이 움직이기 때문에, 특별한 일련의 동작들을 통해 이 구성요소를 각각 구별하여 발달시킬 수 있다. 여기에 제시되는 동작들을 연습하면 점진적으로 추구하는 몸짓을 하게 된다. 연습의 규칙성, 정확성, 반복은 교정을 성공시키고 새로운 몸짓을 할 수 있도록 하는 열쇠이다. 일단 이러한 능력을 지니게 되면, 일상생활을 할 때도 그리고 스포츠 활동을 할 때도 이 동작들을 행할 수 있다.

첫 번째 단계(분리)는 발을 구성하고 있는 다양한 관절들을 서로 서로 독립적으로 움직이는 방법을 배우는데 있다. 연습 초기에는 어려울 수 있지만, 일반적으로 빠르게 이 연습을 습득할 수 있다. 하지만, 전족부 돌림/뒤틀림은 연습시간이 더 많이 필요하다. 왜냐하면 이 움직임은 뒤틀림 복합체의 유연성이 필요하고 이 움직임을 통제하는 근육들의 독립성이 요구되기 때문이다. 분리를 하는 연습과 병행하여, 뒤틀림 구조를 유연하게 하는 것이 필요한데, 발을 든 상태에서 그리고 바닥을 밟을 때, 후족부와는 별개로 전족부의 조정은 뒤틀림 구조의 유연성에 달려 있기 때문이다. 그리고 난 후, 이 부위에서 상호작용을 하는 서로 다른 근육들을 《강화하고 위치를 측정하는》 것으로 이 연습을 마친다. 이 연습은 다리에 비해서 발 방향을 안정되게 하고 발 위치를 측정하는 방법을 제공한다.

역동적인 자세연습의 기초인 몸짓의 질은, 몸짓을 통제할 수 있는 강도가 약하고 단순한 동작부터 연습하는 것이 중요하다. 그리고 필요성과 상황에 따라 원하는 결과를 획득할 수 있도록, 점진적으로 강도를 올리고 어려운 동작들을 연습하는 것이 바람직하다 .

일련이 연속동작

3 단계:
- 분리,
- 유연하게 하기,
- 위치 측정과 강화(4단계 강도)

아래에서, 신체기관의 적응능력, 훈련능력과 제어할 수 있는 능력에 따라서 구성한 8주 훈련을 위한 연속동작의 예를 제시한다.
- 1주–2주: 매주 분리 5회와 매주 3회 유연성.
- 3주–4주: 매주 1단계 4회(필요한 경우 분리연습을 계속한다).
- 4주, 5주, 6주: 1단계 2회와 2단계 2회.
- 6주부터, 일주일에 하루 휴식기간을 두고 2단계를 이틀 연속해서 연습하는 것을 피하면서 1주 동안의 훈련횟수를 조정한다. 발뒤꿈치가 바닥을 스치듯이 내리고, 맨발로 전족부가 바닥을 밟으면서 걷는 것으로 이 연습을 보완한다. 이러한 몸짓을 좀 더 잘 통제하게 되면, 매주 3단계 1회 실행하고 그 후 14일 마다 4단계 1회 실행한다. 2, 3단계 또는 4단계를 연속적으로 2회 연달아 행하는 것을 피하도록 한다. 점진적으로 숙달이 되는데 몇 달이 걸릴 것이다(첨부 표를 복사해서, 예를 들어, 냉장고 문에다 붙이면, 횟수를 좀 더 구체적으로 배분할 수 있을 것이다.

● 분리

발의 작용을 이해하고 말목 밑의 위치 측정

이 일련의 연속동작은 발에서 서로 다른 부위들, 발 움직임과 발의 관절들을 자각하는데 목표가 있다(그림. 49).
- 의자 가장자리에 앉아, 오른다리를 왼다리 위에 꼬아 놓고, 발에서 서로 다른 부위들, 발의 관절들과 발의 움직임을 시각화 한다.
  - ➪ 후족부를 제외하고 전족부를 손으로 움직인다(10회 움직임).
  - ➪ 목말 밑이 움직이지 않고, 발목 굽힘/폄 10회 움직임을 행한다.
  - ➪ 발목을 움직이지 않고, 발 안쪽번짐/가쪽번짐 10회 움직임을 행한다. 그 후 발을 중립자세로 둔다.
  - ➪ 무릎을 펴고, 발뒤꿈치가 바닥을 밟고, 발목은 90°로 굽히고, 목말 밑을 움직여 오른 발을 앞으로 쭉 펴고(발은 안쪽 또는 가쪽으로 향한다) 발의 안쪽번짐과 가쪽번짐을 자각한다.

그림. 49

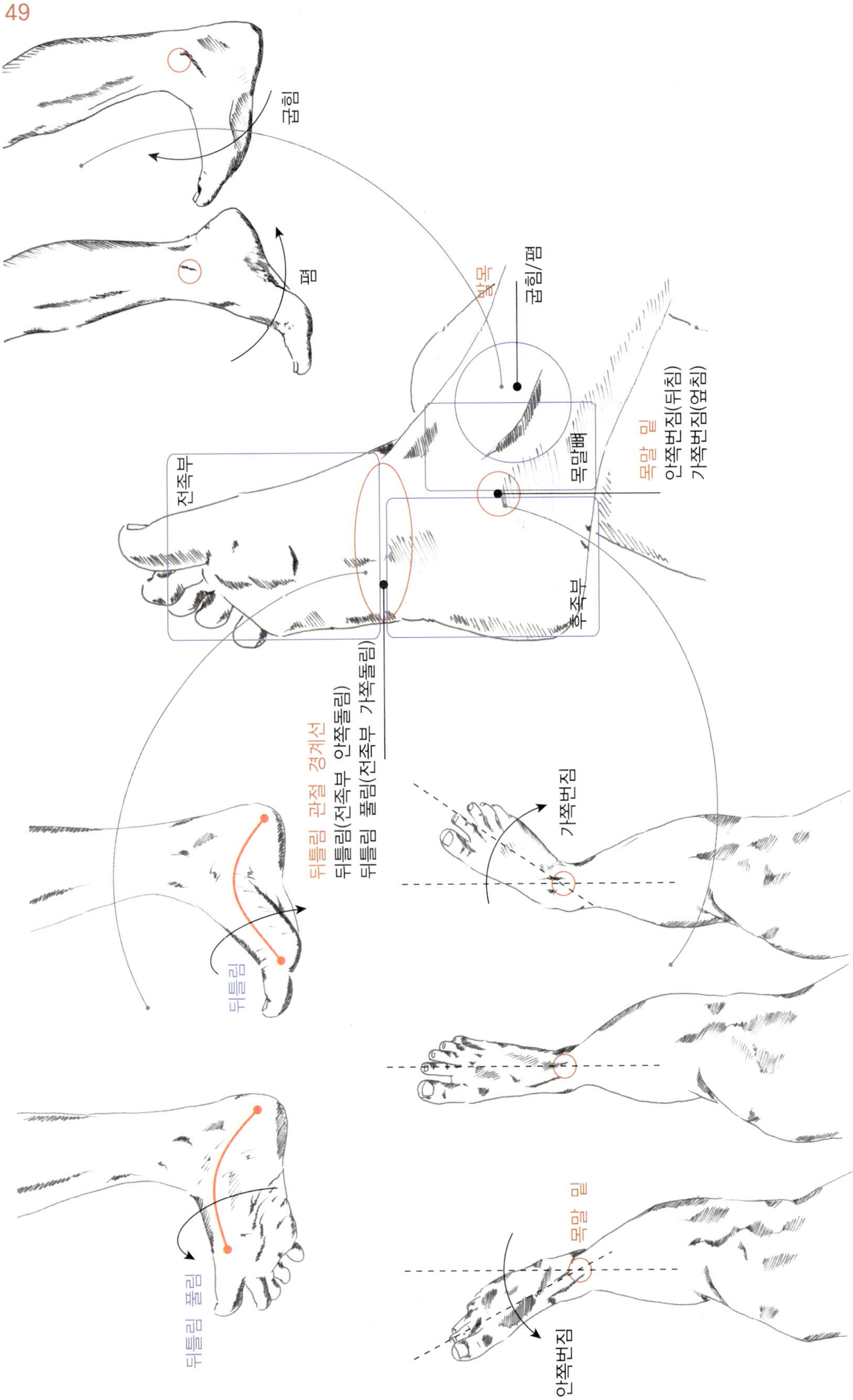
굽힘
폄
발목
굽힘/폄
목말뼈
목말 밑
안쪽번짐(뒤침)
가쪽번짐(엎침)
전족부
후족부
뒤틀림 관절 경계선
뒤틀림(전족부 안쪽돌림)
뒤틀림 풀림(전족부 가쪽돌림)
뒤틀림
가쪽번짐
뒤틀림 풀림
목말 밑
안쪽번짐

- 발 안쪽번짐 움직임과 가쪽번짐 움직임을 인지하였으면, 이 움직임을 통제하고 정강뼈(목말뼈/정강뼈/종아리뼈)에 비해서 후족부 방향을 측정하기 위해, 서서 공중에 발을 들고 이 움직임을 행한다.
- 서서, 앞으로 약간 숙이고 전족부로 바닥을 밟는다. 발뒤꿈치를 바닥에서 약간 들고, 발목을 안쪽으로 접고 난 후 가쪽으로 《접는다》; 이 움직임은 목말 밑 관절 작용으로 이루어진다, 전족궁 전체는 바닥과 접촉한 상태를 유지한다.
  이 움직임을 목말 밑 관절에서 인지하였으면, 발을 정강뼈 축과 같은 선상에 놓는다. 거울 앞에서 이 연습을 행하는데, 또한 거울 대신에 태블릿 컴퓨터와 웹 카메라를 사용할 수 있다.

목말 밑 관절을 통제하지 못할 때나, 또는 안쪽번짐/가쪽번짐 움직임을 더 정확하게 인식하지 못할 때에는, 이 일련의 동작 전체나 또는 동작 일부분을 다시 반복한다. 일반적으로는, 이 일련의 동작을 쉽게 습득하기 때문에, 조금 빨리 연습을 마칠 수 있다.

● 유연하게 하기

뒤틀림 복합체를 유연하게 하는 특별한 동작
- 발을 꼬고 앉는다.
- 전족궁을 손으로 만져 부드럽게 한다 (30초/발 – Ex. 3).
- 뒤틀림 복합체를 손으로 만져 부드럽게 한다 (30초/발 – Ex. 4).
- 서서, 전족부로 바닥을 밟고, 오른발 뒤꿈치를 약간 들고, 무릎을 펴고, 다리를 안쪽돌림/가쪽돌림 움직임(엉덩이 안쪽돌림/가쪽돌림)을 행한다. 이 때 전족부는 회전하지 않는다. 발에서 뒤틀림이 증가하고 감소한다. 만약 오른발을 보면, 엉덩이를 가쪽으로 돌릴 때 발이 안쪽으로 파이고 엉덩이를 안쪽으로 돌리면 발이 편평해지는 것을 볼 것이다 (각 다리마다 2세트 10회 – Ex 5).
- **발뒤꿈치는 약간 들고**, 전족부로 걷는다 (50회 = Ex 8).

전족부/후족부 독립성을 측정하기 위한 보충 연습: 전족부/후족부 독립성은 점진적으로 획득되는데, 이렇게 걷는 것이 쉬워지기 시작하면 발의 기능적인 면이 나타난다는 신호이다.
- 의자 가장자리에 앉아, 양발을 바닥에 대고, 다리와 발을 가지런히 둔다. 오른발뒤꿈치는 약간 들고, 전족부를 움직이지 않고(전족부가 회전하지 않는다) 오른 무릎을 가쪽으로, 안쪽으로 움직인다. 오른발뒤꿈치가 옆으로 이동하는 것을 본다. 이렇게, 무릎이 가쪽에 있으면 발뒤꿈치는 안쪽에 있고, 무릎이 안쪽에 있으면 발뒤꿈치는 가쪽에 있다. 고정된 전족부와 대비해, 발뒤꿈치가 이동하는 것을 확인해야 한다.

제약 없이 발뒤꿈치(후족부)를 옆으로 움직일 수 있는, 단계에서 유연성을 획득하면, 신발을 신는 것이 이러한 동작을 변형시키는 경우를 제외하고는, 더 이상 이러한 일련의 연속동작을 특별히 행할 필요는 없다. 하지만, 한 달에 한 두 번은 n°5 연습을 하면서 유연성 테스트를 하는 것이 유용하다. 그리고 필요하다면 다시 이러한 일연의 동작을 연습한다.

● 위치 측정과 강화

다음에 보게 될 일련의 연속동작은 후족부의 안정근을 강화시키고 안정근의 위치를 측정하는 방법을 제공하는데 목표가 있다.

1 단계 – 매일 연습하는 일련의 연속 동작

매일하는 연습은 3 단계로 구분된다: 후족부 위치를 측정하고, 뒤틀림 복합체를 유연하게 하고, 걷는다.

- 맨발로 서서, 전족부로 바닥을 밟고, 발뒤꿈치는 약간 들고, 오른발을 들고, 목말 밑의 위치를 측정하고(다리에 비해서 발을 중립위치로 향한다), 오른 발을 다시 바닥에 놓는다. 왼발로 같은 동작을 헹힌다.
- 뒤틀림 복합체를 유연하게 한다. × 10 (Ex. 5 – 바닥을 밟고 뒤틀림 복합체를 유연하게 하고 자극하기)
- 활보, 오른쪽, 왼쪽 2 × 10.
- 제자리에서 튀기, 각각 2 × 10.
- 맨발로, 종종걸음을 걷는데(2분), 전족부로 걷는다, 공중에서 발의 뒤틀림 움직임을 통제할 수 있게 되면, 전족궁을 바닥과 평행이 되게 놓기 위해 전족부 위치를 측정한다.

1 단계 – 신발을 벗지 않고 사무실에서 연습하는 일련의 연속 동작

사무실에서 매일 그리고 간단하게 연습할 수 있다.

준비운동과 유연성 운동 단계

- 앉아서, 다리를 펴고, 발목 굽힘/폄 움직임을 행한다.
  2 × 10 (Ex. 2 – 발목 움직이기).
- 앉아서, 발 굽힘/폄 움직임을 천천히 행한다.
  한발 씩 2 × 10 (Ex. 1 – 목말 밑 움직이기).

강화 단계

- 다리에 비해서 발을 중립위치에 둔다.
- 앉아서 발을 위로 튕긴다.
  × 10 (Ex. 6 – 앉은 자세에서 제자리로 발을 위로 튕긴다).
- 앉아서 활보(미끄러지듯 걷기). 주의 점: 이렇게 행해지는, 이 연습은 넙다리곧은근과 허리근(엉덩이 굽힘근)을 자극한다. 발을 미끄러지듯 걷기 위해 선택된 연습법에 따라, 엉덩이 돌림 또는 모음, 엉덩허리근(장요근, 엉덩이 가쪽돌림근/다리를 회전시킨다) 또는 모음근(다리를 다시 가져온다)이 특별하게 더 자극을 받을 것이다.
- 넙다리곧은근과 허리근을 거의 사용하지 않는 사람은 곧 통증을 느낄 수 있기 때문에, 만약 통증을 느끼는 경우는 반복동작을 몇 번만 한다.
  × 10.
  3세트 반복한다.

- 승강기를 타는 것 보다 계단을 이용한다. 후족부 위치를 측정하면서 전족부로 바닥을 밟으면서 계단을 오르내리기를 한다.

2 단계

준비운동과 유연성 운동 단계

맨발이다.

의자 가장자리에 앉는다.

- 발 안쪽번짐/가쪽번짐 움직임을 천천히 행한다.
  오른 발, 왼발 × 10 (Ex. 1 – 목말 밑 움직이기)
- 뒤틀림 복합체를 손으로 만져 부드럽게 한다.
  오른 발, 왼발 2 × 10 (Ex. 4 – 뒤틀림 복합체를 (손으로 만져)부드럽게 하기)
- 전족궁을 손으로 부드럽게 한다.
  오른 발, 왼발 30초 (Ex. 3 – 전족궁을 손으로 움직이기)

강화 단계

의자 가장자리에 앉는다.

- 전족부로 바닥을 밟고, 오른발 뒤꿈치를 약간 든다.
- 목말 밑 위치를 측정한다 (다리에 비해서 발이 중립위치로 향한다).
- 일단 목말 밑을 측정하였으면, 오른발을 제자리에서 위로 튕긴다. 이 연습은 후족부를 고정시키는 것(목말 밑 관절을 고정시킨다)을 배우고 또한 뒤정강근을 강화하고 위치를 측정하는데 목표가 있다.
- 오른 발, 왼발 3 × 20 (Ex. 6 – 앉은 자세에서 발을 제자리에서 위로 튕기기).

❖ 발이 엎침이 될수록, 뒤틀림 강도가 더 약해지기 때문에, 발이 가쪽으로 더 치우친 느낌이 든다. 하지만, 개인의 능력과 발이 작용하는 특징에 따라, 발은 어느 정도 빠르게 후족부 방향과 일치하는 정도로 발이 뒤틀어진다.

서서

- 서서 같은 동작을 행한다.
  오른 발, 왼발 3 × 15 (Ex. 6 – 앉은 자세에서 발을 제자리에 위로 튕긴다)
- (후족부)목말 밑을 고정하면서 발뒤꿈치를 약간 들고 걷는다.
  5분 (Ex. 8 – 발뒤꿈치를 약간 들고 걷는다).

NB: 바닥을 밟는 부위를 제어하게 된 후, 단지 발뒤꿈치를 약간 들고 걸을 수 있게 될 때까지 하루에 몇 회씩 걷는 연습을 한다.

2 단계

발 방향과 제약받는 유형을 변화시키는 일련의 연속 동작

준비운동과 유연성 운동 단계

- 앉아서 발 안쪽번짐/가쪽번짐 움직임을 천천히 행한다.
  오른 발, 왼발 2× 10 (Ex. 1 – 목말 밑 움직이기)
- 의자 가장자리에 앉아서, 뒤틀림 복합체를 손으로 만져 부드럽게 한다.
  오른 발, 왼발 2 × 10 (Ex. 4 – 뒤틀림 복합체를 (손으로 만져)부드럽게 하기)
- 서서, 전족부로 바닥을 밟고, 오른 발 뒤꿈치를 약간 들고, 무릎을 펴고, 다리를 안쪽돌림/가쪽돌림(엉덩이 안쪽돌림/가쪽돌림)을 한다. 이 때 전족부는 회전하지 않는다.
  각 다리마다 3 × 10 (Ex 5 – 바닥을 밟고 뒤틀림 복합체를 유연하게 하고 자극하기).
- 전족부로 걷는다.

강화 단계

- 옆으로 활보, 오른다리. × 10 (Ex. 7 – 활보).
- 제자리에서 튀기, 오른다리.
  × 10 (Ex. 6 – (엎침 발)앉은 자세에서 제자리 튕긴다).
- 1회 활보, 3회 튀기. × 10.
- 다른 발로 이 동작을 행한다.
- 이 동작들을 5회 실행한다.
- (후족부)목말 밑을 고정하면서 발뒤꿈치를 약간 들고 걷는다.
  5분 (Ex. 8 – 발뒤꿈치를 약간 들고 걷는다).

3 단계 – 특별한 달리기

준비운동과 유연성 운동 단계

- 걷는다 × 20.
- 뒤틀림 복합체를 손으로 만져 유연하게 하기.
  서서, 전족부로 바닥을 밟고, 오른발 뒤꿈치를 약간 들고, 무릎을 펴고, 다리를 안쪽돌림/가쪽돌림(엉덩이 안쪽돌림/가쪽돌림)을 한다. 이 때 전족부는 회전하지 않는다.
  각 다리마다 × 10 (Ex 5 – 바닥을 누르는 뒤틀림 복합체를 유연하게 하고 자극하기).

강화 단계

- 옆으로 활보 × 10.
- 서서 튀기 × 10,
- 연속 위로 튀기/제자리 걷기 × 10.
- 제자리에서 걷는데, 목말 밑 위치를 측정하고, 제자리에서 달리기가 될 때 까지 속도를 점진적으로 올린다. 3분 (Ex. 8 – 발뒤꿈치를 약간 들고 걷는다).
- 제자리 뛰기(충격을 완화하고, 발뒤꿈치가 내려가는데 주의할 것).
- 3분 (Ex. 9 – 전족부로 바닥을 밟으면서 제자리 뛰기)
- 만약 이 몸짓을 제어하게 되면, 동일한 리듬으로 천천히 앞으로 나간다. 3분.

운동기관을 좀 더 잘 적응시키고 몸짓을 좀 더 잘하기 위해서 달리기 기술을 자세–역동 매개체로 활용할 수 있다.

4 단계

이 연습은 가쪽궁을 강하게 자극한다. 두꺼운 양탄자나 부드러운 융단에서 연습할 것을 권유한다. 3 단계로 구분된다: 후족부 위치를 측정하고, 뒤틀림 복합체를 유연하게 하고, 걷는다.

준비운동과 유연성 운동 단계

- 맨발로, 서서, 전족부로 바닥을 밟고, 발뒤꿈치를 약간 든다.
- 목말 밑 위치를 측정한다.
- 뒤틀림 복합체를 유연하게 한다.

  × 10 (Ex 5 – 바닥을 누르고 있는 뒤틀림 복합체를 유연하게 한 다음, 자극하기).

강화 단계

- 맨발로, 발뒤꿈치를 약간 들고, 첫째 발허리뼈가 바닥에 닿지 않게 하면서, 전족부로 종종걸음으로 걷는다. 2 × 1분.
- 첫째 발허리뼈가 바닥에 닿지 않게 하면서, 제자리에서 달린다. 2 × 1분.

기능적인 발을 위한 검사항목

- 다리에 비해서 발은 중립위치.
- (후족부) 목말 밑 제어와 고정[1].
- 전족부 경계면의 기능을 실행시키는 기능적인 뒤틀림 복합체.
- 유연한 전족궁.

여기에 다음과 같은 내용을 덧 붙여야 한다: 실질적으로 전족부가 바닥을 밟는다[2]. 다시 말해, 전족부에서 순간적으로 바닥을 밟을 수 있는 능력, 발뒤꿈치를 약간 들 수 있는 능력과 지속적으로 전족부가 바닥을 밟고 견딜 수 있는 능력과는 구분해야 한다. 전족부가 바닥을 밟는 것만이 발의 모든 기능성을 완전히 활용할 수 있게 한다.

전족부로 바닥을 밟으면 발이 기능적인 발로 바뀐다.

유연한 발의 개념

복합체 개념은 발처럼 작은 공간에서 많은 관절로 이루어져 있고 이 관절들을 –발목관절, 목말 밑 관절,

1 목말뼈–발꿈치뼈–발배뼈 관절 복합체.
2 근육군의 분배는 전족부가 바닥을 밟을 때 발생하는 최적의 생체역학에 부합한다.

뒤틀림 관절 경계선, 전족부(발허리뼈 머리)와 발가락 등등을– 일반적으로 구분하지 않기 때문에 이해하기가 힘들다. 그러므로 이렇게 다른 부분들을 구별해야 한다(참조, ***발과 발의 작용을 이해한다***) (그림. 50).

● 발 유연성 (목말뼈를 제외한 전족부/후족부)

실질적으로 발에 대해 자세히 이해하지 못하고 흔히 발의 유연성에 관해 말하곤 한다. 위에서 이러한 문제점에 대해 보았듯이, 벙어리장갑을 낀 손가락이 움직이면 벙어리장갑 모양이 변하는 것처럼, 발은 유동적이고 이러한 유동성으로 인해 발 모양이 변한다. 발의 유동성은 발을 유연하게 하고 이 유연성은 유동성을 용이하게 한다. 발이 덜 움직이면 관절을 구성하는 요소들이[1] 더 수축하고, 더 굳어지고 전체적인 움직임을 방해하거나 제한한다: 발을 움직이지 못하게 하는 딱딱한 신발을 매일 신는 것이 이런 경우이다.

위에서 제의했듯이, 발의 기능에 대한 개념을 올바르게 이해한 후, 그리고 전족부와 후족부 사이에서 작용하는 뒤틀림 구조를 설명한 후에, 발 구조 전체의 유연성을 유지하거나 또는/그리고 발달시킬 수 있다. 왜냐하면 뒤틀림/뒤틀림 풀림의 간단한 움직임을 위해서 발을 구성하는 뼈들과 다른 관절들이 축에서 움직이기 때문이다. 이러한 목표를 달성하기 위해 한 가지 연습을 하는 것으로 충분하다:

그림. 50

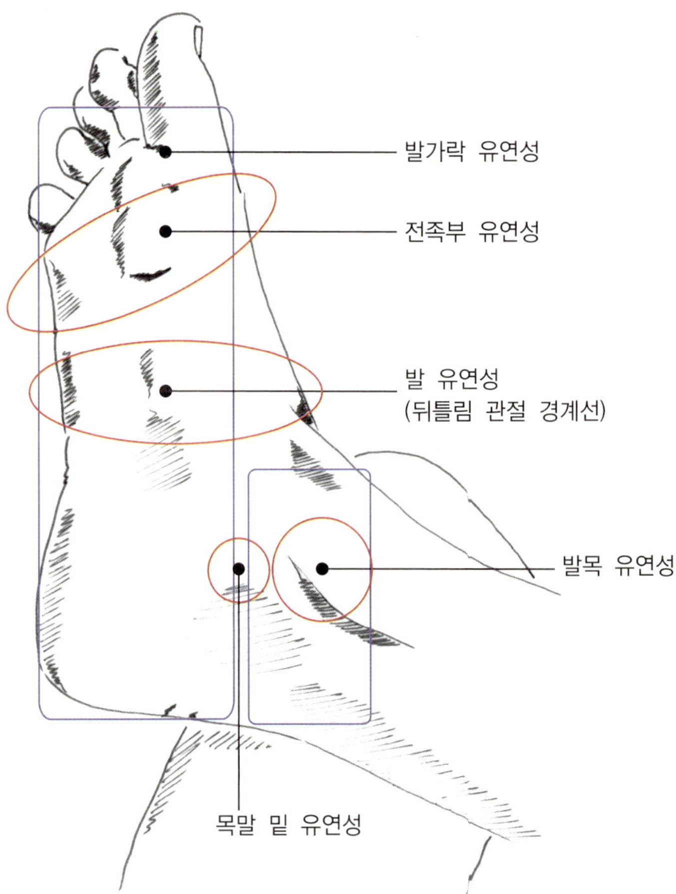

1 각각의 뼈들은 각 뼈들 사이에서 관절로 연결되고 인대조직과 관절낭 조직에 의해 결합된다.

- 관절가동 범위를 벗어나지 않으면서, 위에서 묘사한 유연성운동과 전족부로 바닥을 밟는 뒤틀림 복합체 자극. 이 움직임은 축에서 발의 모든 관절을 움직이고 (발허리뼈와 독립적으로) 전족궁의 유연성을 유지시켜 준다.

여기에, 다음과 같은 내용이 첨부된다:

- 전족부가 바닥에서 떨어지지 않게 하면서 제자리에서 걸으면 발가락 굽힘/폄 움직임(발가락 유연성)이 발생한다. 여기에 역동적인 관절 중첩 부위를 고정하는 원칙을 결합하면서, 발의 위치를 측정한다.
- 맨발로 걷는 것은 발허리뼈 머리와 발가락 사이의 독립성을 유지한다. 이 걸음걸이는 발이 받는 제약에 적응하여 발 모양이 쉽게 변화시키고 발이 잘 펴지게 한다: 전족부로 걷는 것은 이러한 점들을 증가시킨다.
- 발허리뼈를 손으로 만져 유연하게 하기(발허리뼈 움직이기 – 전족궁 유연성).
- 뒤틀림 복합체를 손으로 만져 유연하게 하기(뒤틀림 복합체 유연성)

최적의 생체역학 – 발(목말뼈와 발가락을 제외한 전족부/후족부)은 하나의 유일한 생리학적 움직임으로, (뒤틀림 관절 경계선 덕분에)뒤틀림/뒤틀림 풀림으로 움직인다, 뼈의 통합적인 움직임이다. 다른 한편으로, 관절 요소(인대, 관절낭)의 탄성은 뼈들이 서로 서로 어느 정도 유동성을 지니게 한다. 제약의 방향에 따라, 이를 적응적 움직임(Adaptive motion) (또는 관절 작용)이라 말한다. 이 구조를 좀 더 잘 이해하기 위해, 손의 예를 들 수 있다. 손가락의 주요한 움직임은 굽힘/폄이지만, 손의 인대와 관절낭 구조가 탄성을 지니기 때문에, 다른 손으로 손가락을 약간 비틀 수 있다. 이러한 적응적 움직임은, 신체에 행동의 여지를 주면서, 신체의 모든 관절에서 어느 정도 나타나고 신체구조가 기능을 잘하도록 한다. 여기서, 발을 모든 방향으로 움직이려고 하는 것이 아니라, 오히려 반대로, 후족부에 비해서 전족부의 안쪽돌림/가쪽돌림 움직임을 함으로써 발 기능에 부합하도록 움직이는 데에 목표가 있다.

무엇을 기억해야 하나?

- 발 뒤틀림/뒤틀림 풀림의 생리적인 움직임은 이 기능을 이행하기 위해 뼈 전체가 움직인다. 즉, 발을 구성하는 각 관절의 가동축에서 벗어나지 않으면서 뼈 전체가 움직인다[1].
- 발 뒤틀림/뒤틀림 풀림 움직임을 작동시키는 것은 발의 유연성을 유지하고 강화한다. 모든 움직임처럼, 관절이 움직이는 폭, 관절가동범위에서 벗어나지 않는 것이 필요하고, 관절접합 요소들이 완전한 기능성을 찾을 때까지 점진적으로 이 요소들을 유연하게 하는 것이 필요하다.

1 몸을 구성하는 모든 관절처럼, 관절이 움직이는 폭에서 벗어나지 않는 것이 필요하다.

● 발목 유연성

발목은 굽힘/폄 움직임을 한다. 이 관절은 장붓구멍(정강뼈/종아리뼈) 가운데에 있는 유동적인 이음꺽쇠(목말뼈) 모양을 하고 있는 3개의 뼈로 구성된다. 발목 굽힘은 이 다양한 뼈를 결합하는 인대조직의 유연성에 의한 것이며, 특히 발목 굽힘의 정도는 정강뼈와 종아리뼈 사이를 결합시키는 탄성에 의해 이루어진다.

최적의 생체역학 – 목말뼈는 뒤보다 앞이 더 두껍고, 발목을 굽힐 때 마다, 종아리뼈와 정강뼈가 벌어진다. 이 유동성은 최적의 폭을 확보하기 위해 필요하다. 하지만, 외상(염좌.....), 불안정한 자세와 움직임의 불안정에 따라, 인대조직과 관절낭조직의 탄성은 감소할 수 있고, 또는 이 조직들의 탄성이 동일하지 않을 수 있기 때문에, 탄성을 유지해야 한다. 탄성의 손실은 움직임을 제한하거나 움직임이 올바르게 이루어지게 하지 않고 보완체계를 만드는데, 즉 다른 관절들이 자세의 불안정한 문제나 또는 관절의 부족한 가동 폭을 대신하게 된다. 발목 굽힘이 잘되지 않으면 바닥을 밟고 있는 발의 가쪽번짐 움직임(발이 함몰된다)으로 보완되고 그리고/또는 발이 바닥을 밟을 때 발이 벌어지면서 보완하게 된다. 이러한 현상은 가쪽번짐, 정강뼈 가쪽돌림, 엉덩이 가쪽돌림 또는 다른 움직임들의 결합에 기인할 수 있다.

발뒤꿈치가 바닥을 스치듯이 내려가는 것에 신경을 쓰면서, 그리고 후족부가 측면으로 기우는 것을 제어하면서, 전족부로 바닥을 밟으면서 제자리 뛰기를 하면, 발목부위의 유연성을 증가시키는 한 방법이다.

발목을 유연하게 하는 2 가지 운동:

– ***바닥을 밟는 부위(역동적인 관절 중첩)를 제어하면서 앞발을 높이 올리면서 달린다.*** 전족부에서 바닥을 밟는 부위에 대한 인식 그리고 좀 더 정확하게 측정된 후족부(즉 발목은 안쪽으로도 가쪽으로도 접히지 않는다)와 일치하는 압력의 배분에 대한 인식은 후족부가 기우는 것에 대한 제어수준을 알려주는 (자세–역동적인)감각 좌표계가 된다. 만약 압력이 안쪽으로 쏠리면, 발은 안쪽으로 기울고(안쪽으로 접혀진 발목), 만약 압력이 가쪽으로 쏠리면, 발은 가쪽으로 기운다(가쪽으로 접혀진 발목). 따라서 이 운동의 목표는 축에서 발목에 일치하는 압력의 배분을 유지하는 것이고 결과적으로 바닥을 밟는 동안 동일하게 압력을 배분하는 것이다.

전족부 부위에서 바닥을 밟는 것과 결합된, 역동적인 관절 중첩 부위를 고정하는 것은 보완되는 현상을 제한하고 그리고 발목등 굽힘을 일반적으로 제한하는 인대조직의 탄성[1]을 유지하거나 그리고/또는 발달시키게 한다[2].

– ***바닥을 밟는 부위(역동적인 관절 중첩)를 제어하면서 전족부로 달리기*** 걸을 때, 발목이 굽혀지는 최소한의 각은 평균 84°인데 달리기에서 전족부로 바닥을 밟는 최소한의 각은 68°이다. 이 현상은

1 역동적인 관절 중첩부위를 제어하는 것과 연관된, 전족부 부위에서 바닥을 밟는 것은 종아리–정강이 인대의 작용을 증가시키지만 또한 발목등 굽힘을 제한하는 측면 인대의 작용 (발꿈치뼈–종아리뼈, 발꿈치뼈–정강뼈와 정강뼈–발배뼈)을 증가시킨다.

2 발목을 굽힐 때 관절이 부딪쳐 발목등 굽힘이 부족한 사람은 이 방법으로 달릴 수 없거나 또는 발뒤꿈치를 좀 더 높게 유지해야 한다. 전문가는 굽힘이 잘 안 되는 것은 관절을 고정하는 요소의 유연성의 손실, 폄근육계의 유연성 손실 또는 관절의 부딪침이 원인이라고 말할 것이다.

전족부로 바닥을 밟고 제자리에서 달리기의 유용성을 설명한다. 왜냐하면 이러한 달리기는 유연성을 강화하고 유지시켜주기 때문인데, 걸을 때에도 효과적이다.

● 목말 밑 관절의 유연성

목말 밑은 발 안쪽번짐/가쪽번짐 움직임을 발생시킨다. 발목이 다양하게 굽혀지는 움직임은 발목 탄성을 유지한다. 손으로 안쪽번짐과 가쪽번짐 움직임을 만들 수 있다. 발목관절과 목말 밑 관절(목말뼈-발꿈치뼈-발배뼈 복합체)에서 같은 인대가 연결되어 있고, 앞의 연습법은 이 인대들을 움직이게 한다.

앞에서 살펴본 다양한 연습법은 공통적으로 《발 유연성》이라 부르는 것을 강화하고 유지하는 방법을 제공해 준다.

결론

다양한 일련의 연속동작과 이 연속동작을 구성하는 연습법은 각 개인의 능력에 따라 적용한다. 발은 천천히 적응하고 조직밀도(근육, 인대, 뼈), 나이, 스포츠경력, 《훈련성》에 따라 적응하고, 적응시간이 어느 정도 걸린다는 것을 기억해야 한다. 엎침의 편평발인 경우, 후족부 방향 조절은 뒤정강근과 부착부들을 더 많이 자극한다: 그렇기 때문에, 만약 자극이 지나치게 강하게 이 부위에 발생하면, 염증(건염, 골막증…)이 생길 수 있다. 다른 한편으로는, 자극받은 전족궁 가쪽부위에 더 많은 통증이 유발될 수 있다. 그렇기 때문에 지나치게 연습을 하여 병적인 증상이 나타나지 않도록 하면서 발이 적응할 수 있도록 주의해야 한다. 따라서 점진적으로 연습해야 한다.

요약하면, 기능적인 발이 되기 위해, *의식적이고, 반복적이고, 규칙적이며 정확한 동작*을 하는 것이 필요하다. 뒤틀림 관절 경계선과 관절 복합체를 움직이는 근육을 매개체로 하여 후족부를 고정시키는 능력과 전족부/후족부를 독립적으로 움직일 수 있는 능력을 발전시키는 방법을 제공할 것이다.

어느 정도 수준에 도달하면, 특별한 연습을 할 필요는 없다. 전족부 방향을 측정하여 전족부로 바닥을 밟으면서 달리기를 하면 이 기관들이 유지되기 때문에, 기능적인 발에 필요한 능력이 지속되는지 정기적으로 검사(한 달에 1회 또는 두 달에 1회)를 하면 된다. 하지만, 스포츠, 강도 높은 걷기, 긴 산책을 하기 위해서는, 이 기능을 더 높은 수준으로 올리는 것이 유익하다.

5장
신발, 바닥 밟기와 발 변형

전족부에 비해 발뒤꿈치를 측면으로 이동[1]

전족부에 비해서 발뒤꿈치의 위치는, 후족부를 포함하여, 다리가 기우는 정도와 일치한다(그림. 51). 발뒤꿈치로 바닥을 밟으면 다리가 기우는 정도를 변화시키지 못한다. 그렇기 때문에, 스포츠에서 역동적인 움직임이 발생할 때, 바닥을 누르고 있는 다리의 기울기와 방향이 지속적으로 변하기 때문에, 발뒤꿈치를 약간 드는 것이 절대적으로 필요하다.

그림. 51

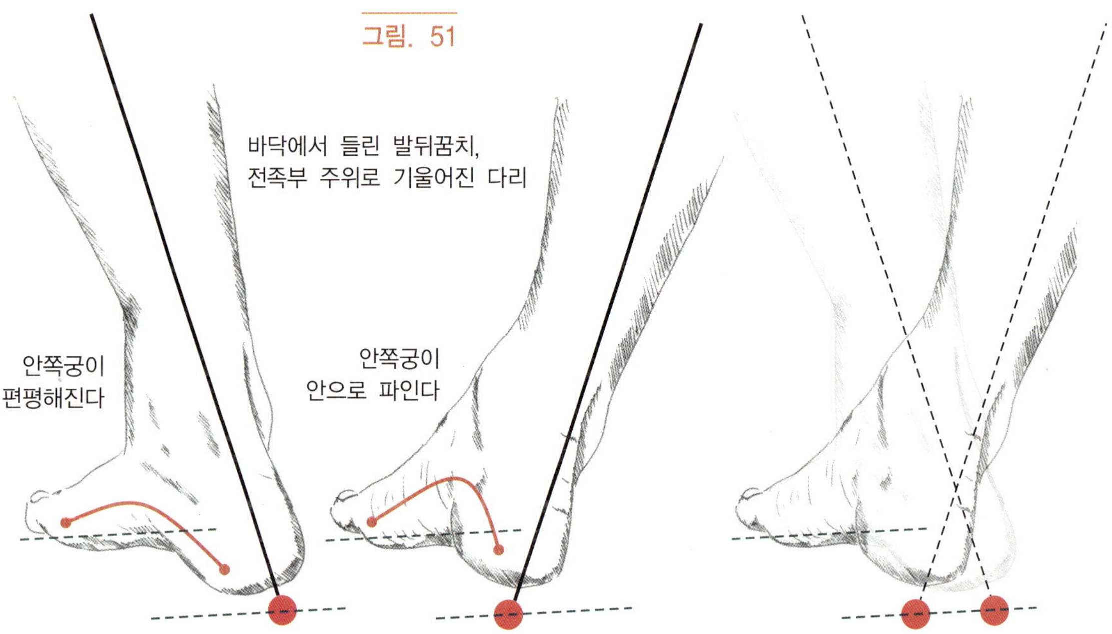

전족궁이 바닥을 밟는 것을 습득하는 것은 스포츠 활동에서 중요하고, 적합한 근–골격계가 발달함으로서 이루어진다. 전족부로 바닥을 밟으면서 달리는 것은 이런 능력을 획득하는데 효율적인 방법이다. 발뒤꿈치를 몇 센티미터까지 들 필요가 없고, 도리어, 발뒤꿈치가 바닥과 더 이상 접촉하지 않게 되자마자, 전족부는 다리의 나머지 부분(후족부 포함)과 분리된다: 몇 밀리미터면 충분하다.

1 이 구조를 시각화하기 위해 앞에서 만든 삼각형을 사용해본다.

최적의 생체역학 – 지속적이면서 최적으로 관절이 중첩되게 유지하는 능력과 동시에 효율적으로 안정된 자세를 발달시키는 능력은 직접적으로 뒤틀림 복합체의 질과 작용에 달려있다. 한 다리로 바닥을 밟으면서, 관절이 중첩되는 것을 유지하면, 전족부에 비해서 발뒤꿈치의 위치는 다리의 측면기울기 강도와 그리고 각 개인에게 적합한 유일한 기울기 강도와 일치한다(그림. 52, Qr. 14). 따라서 발뒤꿈치는 전족부에 비해서 정확한 위치에 놓이는데, 이는 균형을 유지하는 것을 용이하게 하고 이 균형을 유지하기 위해 힘들게 노력하는 것을 (에너지를 소모하는 것을) 제한한다. 따라서 최상의 효율을 낸다. 전족부에 비해서 발뒤꿈치의 위치가 잘못되면 불안정한 삼각대가 발달하고 균형을 유지하기위해 에너지 소비가 증가하고 부상을 입을 위험이 커진다. 이 역학을 이해하면 발이 운용되는 방식과 발을 사용하는 방식을 결정하는데, 이러한 방식은 최상의 효율을 생산하기 위해 사용해야 한다.

발뒤꿈치 위치와 엉덩이 위치는 밀접하게 연결된다(그림. 51 bis). 자세를 분석하려고 할 때, 전체를 고려하지 않고 부분적으로 작용할 수 없기 때문에 다리를 구성하고 있는 다양한 요소들 간의 상호작용에 대해 전체적인 시각을 가지는 것이 중요하다. 전족부가 바닥을 밟을 때, 엉덩이 돌림은, 발에서 뒤틀림 강도를 변화시키면서, 전족부에 비해서 발뒤꿈치 위치를 변화시킨다는 것을 기억해야 한다(그림. 16, 36, 51). 그렇기 때문에, 걸을 때 역동적인 관절 중첩 문제가 나타나는 사람은, 무릎이 안쪽으로 들어가면서 정강뼈가 측면으로 기울어지게 하고, 발의 뒤틀림 강도를 변화시키고, 발뒤꿈치는 가쪽에 위치하게 한다[1](그림. 51 왼쪽 이미지). 이 구조/걷기는 자동적으로 유지된다. 왜냐하면 발뒤꿈치로 바닥을 누를 때, 발뒤꿈치가 가쪽에 위치하면 엉덩이가 안쪽돌림이 되는 것을 방해하기 때문이다(그림. 62).

Qr. 14

그렇기 때문에, 이러한 자세를 변화시키려고 한다면, 뒤틀림 관절 경계선이 자유롭게 움직이기 위해, 결과적으로 엉덩이가 자유롭게 움직이기 위해, 맨발로 발뒤꿈치를 약간 들고 걷는 것이 필요하다. 따라서 엉덩이 돌림 강도에 따라 발뒤꿈치는 측면으로 이동하고 엉덩이는 발뒤꿈치의 위치로 인해 제약 없이 돌림 움직임을 할 수 있다(그림. 51bis). 엉덩이와 뒤틀림 관절 경계선은 생체 역학적으로 상호 의존적이다.

생체 역학적인 관점에서, 최악의 경우는, 의식을 하지 못하면서 움직일 수 있는 가능성을 축소하면서, 뒤틀림 구조가 작용을 못하게 막으면서 발뒤꿈치를 바닥에 놓으라고 까지 말할 수 있다. (축구, 테니스, 농구, 달리기…)스포츠 활동에서 전족부로 바닥을 밟는 것은 움직일 수 있는 가능성을 증가시키고 하체 구조를 변화시키지 않고 바닥을 누르는 다리의 방향과 기울기를 변화시키는 방법을 제공한다(그림. 91, 92). 전족부로 바닥을 밟으면서 행하는 달리기는 손쉽게 이러한 역동성을 발생시킨다.

1 이러한 구조는 잘못된 자세 그리고 /또는 잘못된 목말 밑 관절 고정에서 두드러지게 나타날 수 있다.

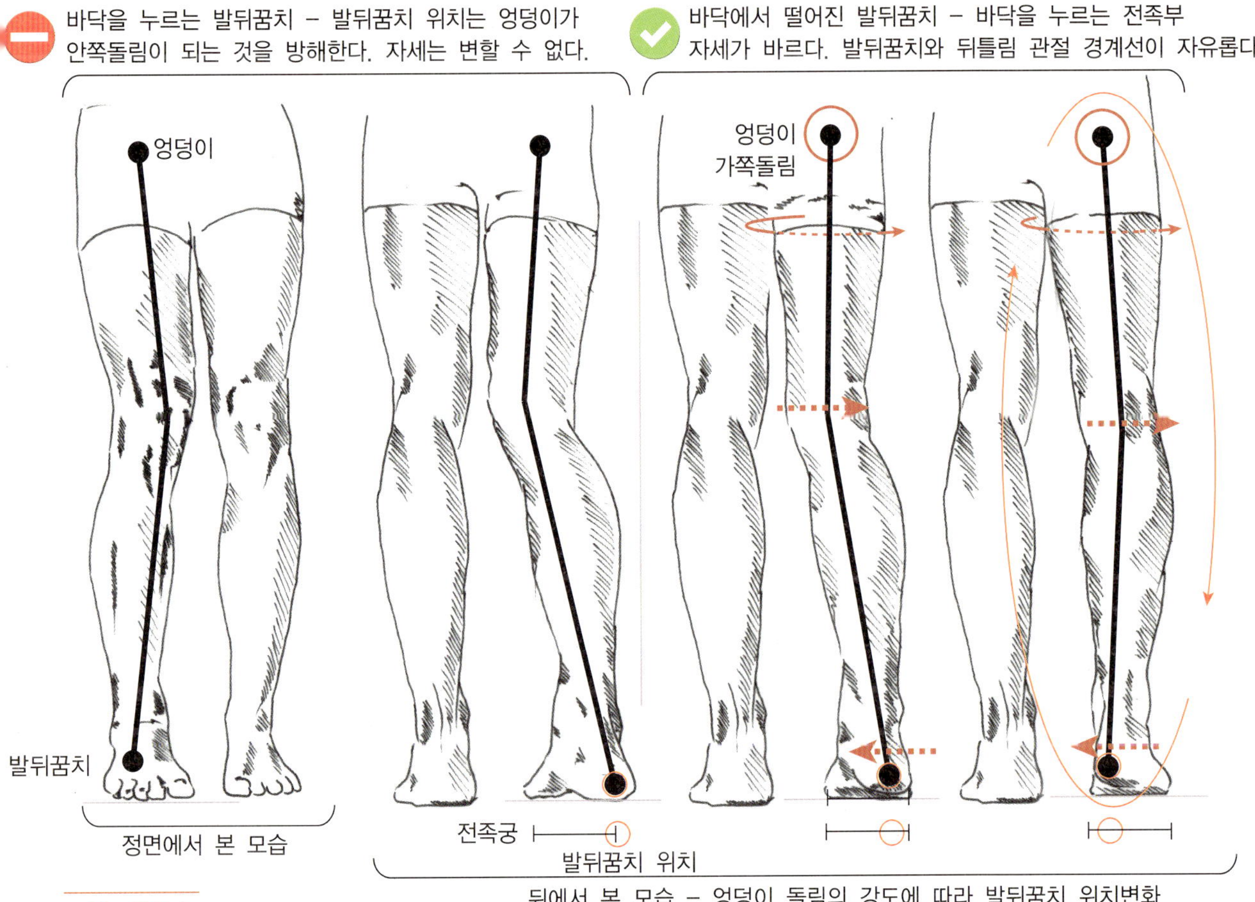

그림. 51bis

그림. 52

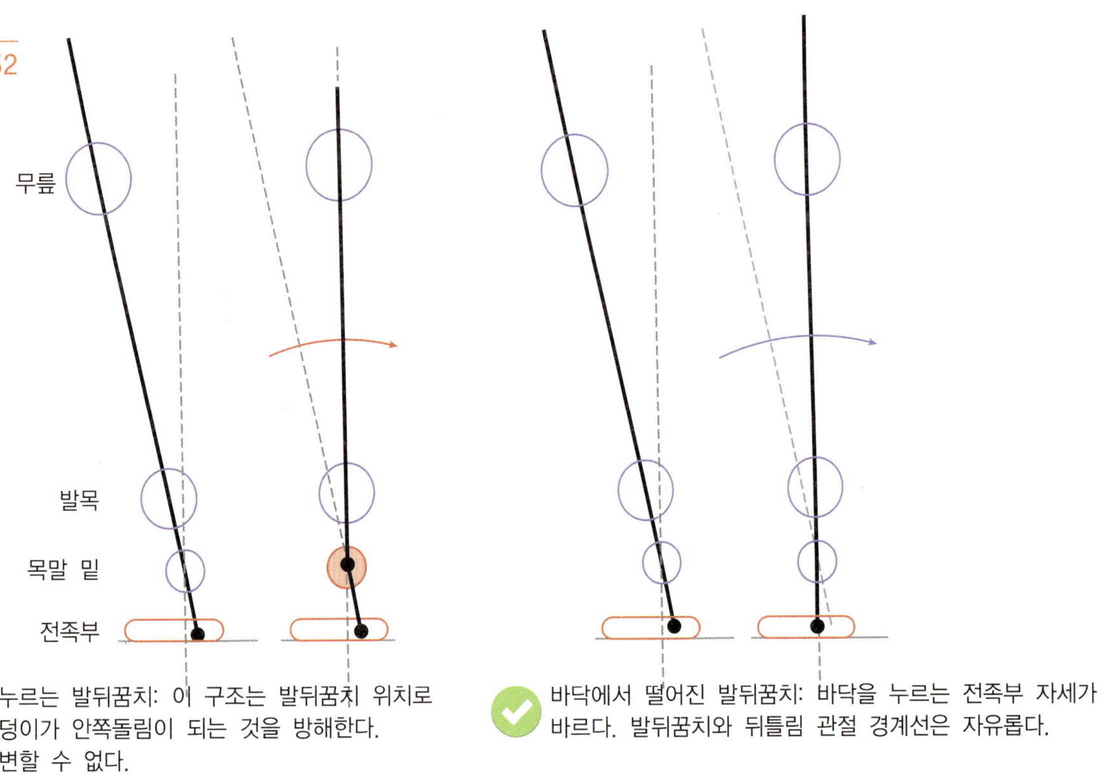

발뒤꿈치로 바닥 밟기와 신발

길에서 걷는 사람을 앞에서 보면, 신발에서 전달되는 충격이 몸에 미치는 것, 좀 더 자세히 말하면, 신발에서 전달되는 충격을 다리에서 쉽게 볼 수 있다. 왜냐하면, 매 걸음마다, 다리의 안정성이 무너져서, 무릎에서 뒤틀림이 발생할 수 있을 정도까지 신발의 충격이 크다,

바닥을 밟는 매 걸음마다, 신발안창 때문에, ***신발***은 안쪽으로 기울면서 편평해지고, 발뒤꿈치는 수직이 되게 하고 다리를 기울게 하면서, 발전체가 가쪽번짐(엎침) 움직임이 된다(그림. 53). 매 걸음마다 측면으로 흔들리지 않기 위해(펭귄처럼 뒤뚱거리며 걷지 않기 위해), 개인에 따라(골반 폭과 다리길이에 따라 기울어진다) 3°−5° 안쪽으로 다리를 기울면서 무게중심에서 최대한으로 가까이 발을 놓는다. 3°−5° 기울기는 엉덩이와 발뒤꿈치 뒤−아래 가장자리 중앙을 통과하는 축을 결정하는데 이 축 위에 다리의 다양한 관절들이 위치한다(엉덩이, 무릎, 발목, 목말 밑). 그렇기 때문에, 걸을 때, 발뒤꿈치는 수직이 아니라 기울게 되는데(다리 축에서), 대부분의 신발은 발뒤꿈치를 수직으로 놓아 움직이지 못하게 하므로, (전족부와 후족부를 분리시키지 못하므로)이러한 움직임을 할 수 없게 한다(그림. 54, 55). 이러한 발의 가쪽번짐은 발을 중심에서 벗어나게 하고 발목과 다리의 나머지 부위를 안쪽으로 돌게 한다.

그림. 53

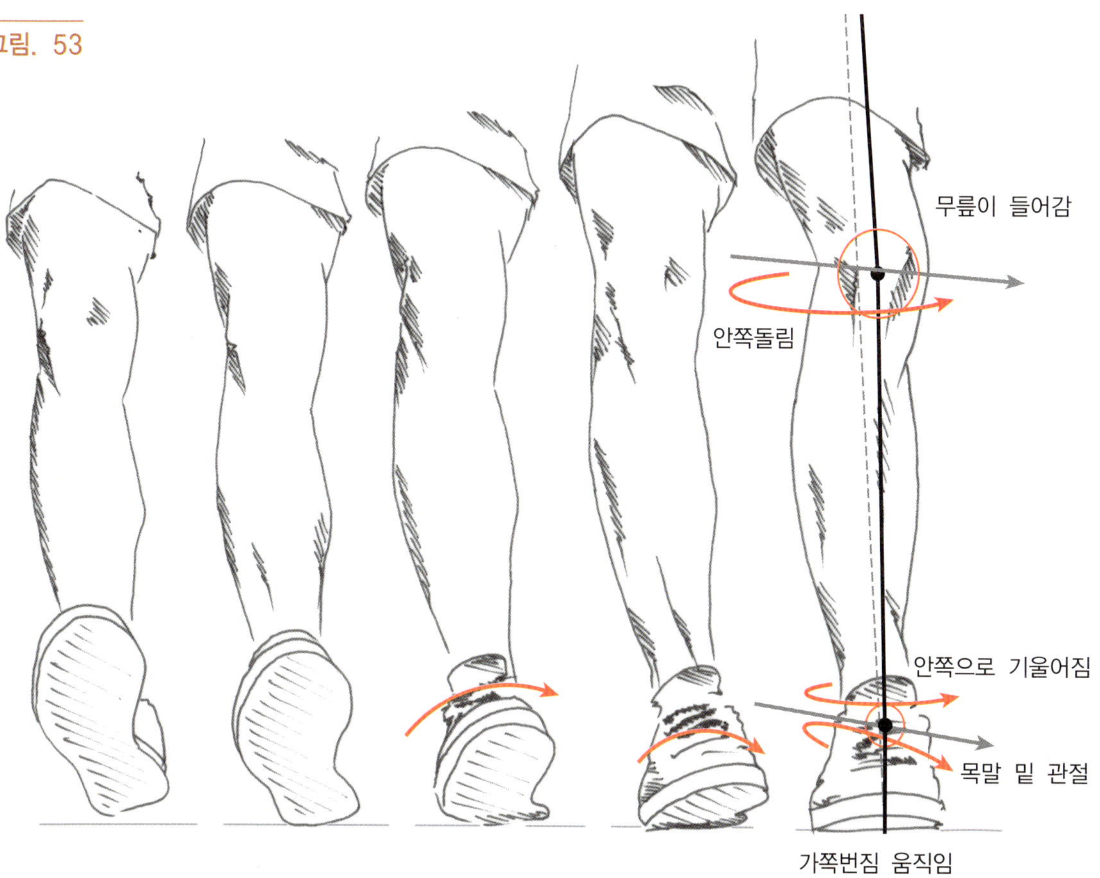

그림. 54

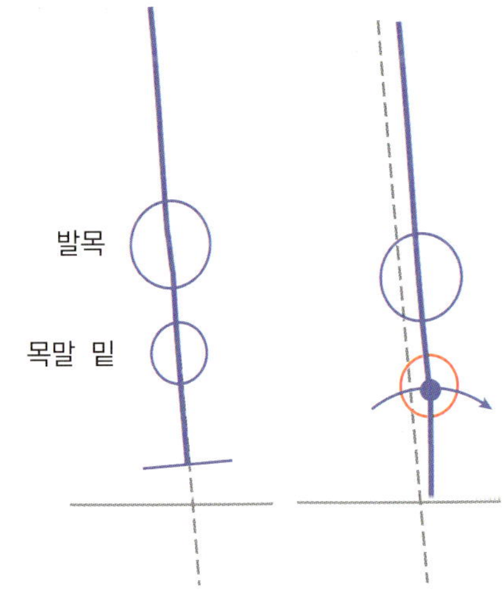

안쪽으로 이동한 발목. 바닥을 밟을 때 발뒤꿈치가 기울어짐. 발 가쪽번짐, 목말 밑 관절을 자극.

그림. 55

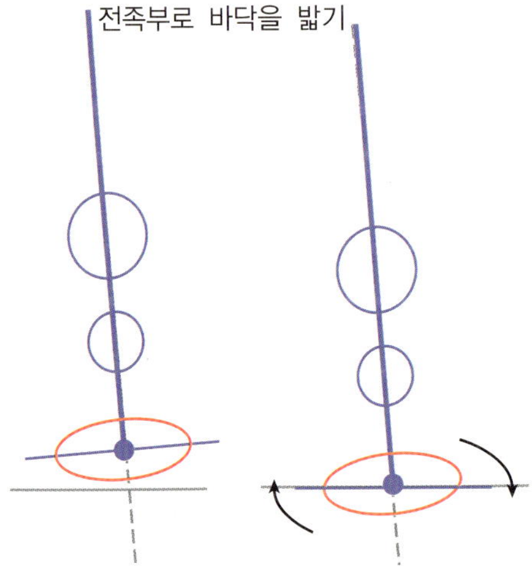

기울어지는 것은 뒤틀림 복합체에 의거한다.

최적의 생체역학 – 목말 밑 관절, 무릎과 엉덩이는 다리 구조를 변화시키면서 신발(발의 가쪽번짐)의 영향을 보완한다. 관절은 더 이상 역동적인 관절의 중첩 축에 위치할 수 없다.

딱딱한 일상적인 신발을 사용하는 것은 발의 최적의 생체역학을 제한한다. 신발에 갇힌 발뒤꿈치는, 움직임의 공간이 축소되기 때문에 또는 움직이지 못하게 하는 딱딱한 신발 때문에, 전족부와 독립적으로 기울어지지 않는다.

최적의 생체역학 – 바닥을 밟을 때, 목말 밑 관절에서 기인하는 발꿈치뼈의 측면기울기(전두면에서)와 뒤틀림 복합체에서 기인하는 측면기울기와는 구별해야 한다. 후자의 경우, 뒤틀림 복합체를 통해 바닥을 밟을 때 후족부전체는 전족부 주위에서 회전한다. 이는 작용하는 관절과 발뒤꿈치에서 다리까지 균형이 유지되거나 또는 유지되지 않거나에 달려있다.

전족부의 매우 넓은 면과 비교하여, 발뒤꿈치의 둥글고 좁은 면은 전족부가 비스듬히 바닥을 밟는 것을 용이하게 한다. 현대의 신발의 경우는 위의 경우와 다르다. 왜냐하면 신발은 신발안창에 비해 발뒤꿈치가 항상 수직을 유지하면서, 뒤틀림의 강도에 따라 전족부와 독립적으로 후족부가 기우는 것을 방해하면서, 발뒤꿈치 부분이 넓고 편평하기 때문이다. 걸을 때 (무게중심에 가까운)발뒤꿈치는 수직이 아니라 약간 기운다는 것을 환기시키는 것은 유익하다.

❖ 발뒤꿈치를 약간 들고, 엉덩이와 수직으로 바닥을 밟을 때, 발뒤꿈치 수직축은 수직과 근접하다. 그러므로 신발에서 발의 가쪽돌림이 발생하지 않기 위해, 엉덩이 넓이로 양발을 벌려 이 거리를 유지하면서 걸어야 한다; 매 걸음마다 몸이 흔들린다. 하지만 또한 신발이 뒤틀림 구조와 발의 전족궁의 점진적인 펴짐을 막는다는 것을 잊는다.

딱딱한 스포츠 신발과 전족부로 바닥 밟기

딱딱한 신발을 신고 전족부 가쪽으로 바닥을 밟을 때, 딱딱한 신발은 효율적인 몸짓을 제한하고 몸을 불안정하게 하고 뒤틀림 구조를 막으면서 발전체가 바깥쪽으로 기울게 한다.

최적의 생체역학 – 이렇게 발은 전체적으로 뒤침(안쪽번짐) 움직임에서 목말 밑 (바닥과 다리 나머지 부분 사이의 연결요소)관절을 통해 공유영역의 역할을 한다. 이러한 발 안쪽번짐은 발뒤꿈치를 수직으로 놓게 하고, 발목이 가쪽으로 접치게 하면서, 힘의 매개체(vecteur force)는 누르는 바깥쪽으로 놓이고, 다리가 가쪽으로 돌게 되며, 무릎이 앞으로 튀어 나오고, 다리구조를 뒤흔든다(그림. 56).

그림. 56

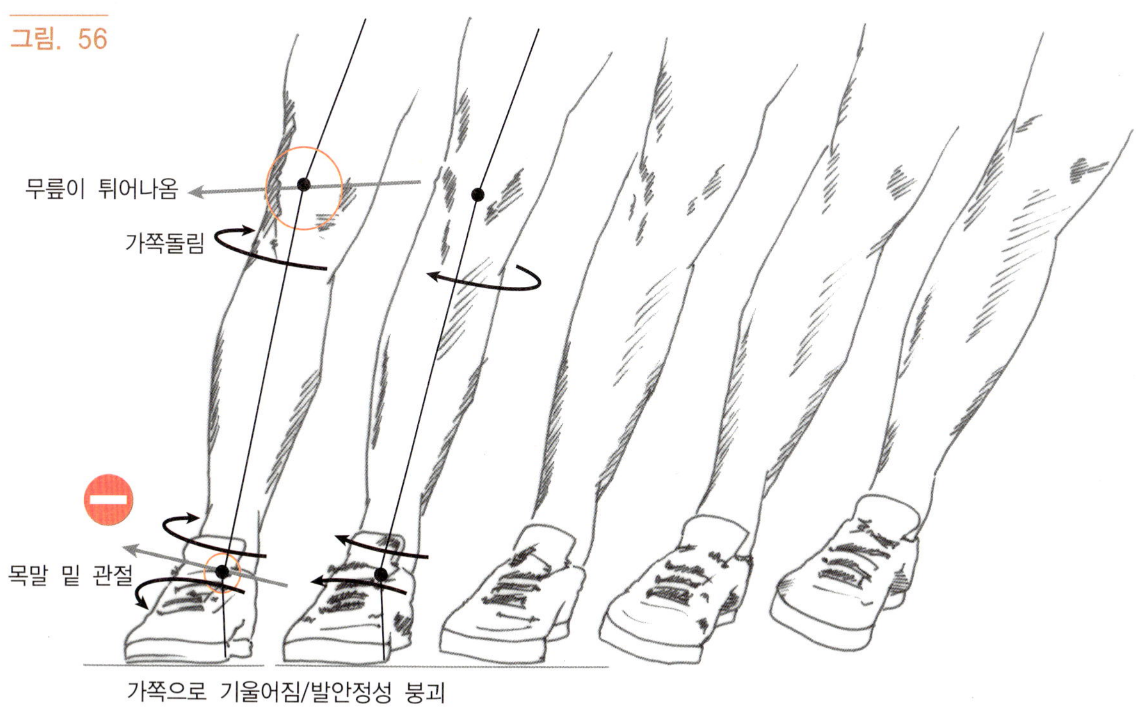

전족부 안쪽 측면으로 바닥을 밟을 때, 앞에서와 같은 이유로 발전체가 안쪽으로 기운다(가쪽번짐)(그림. 57).

최적의 생체역학 – 가쪽번짐은 발뒤꿈치가 수직이 되고, 발목이 안쪽으로 접치고, 힘의 매개체(vecteur force)가 안쪽으로 누르고, 다리가 안쪽돌림이 되고, 무릎이 안쪽으로 들어가고, 발 구조가 변화되고, 이러한 변화들로 인해 몸짓의 효율성이 감소되고 몸짓이 불안정해진다.

그림. 57

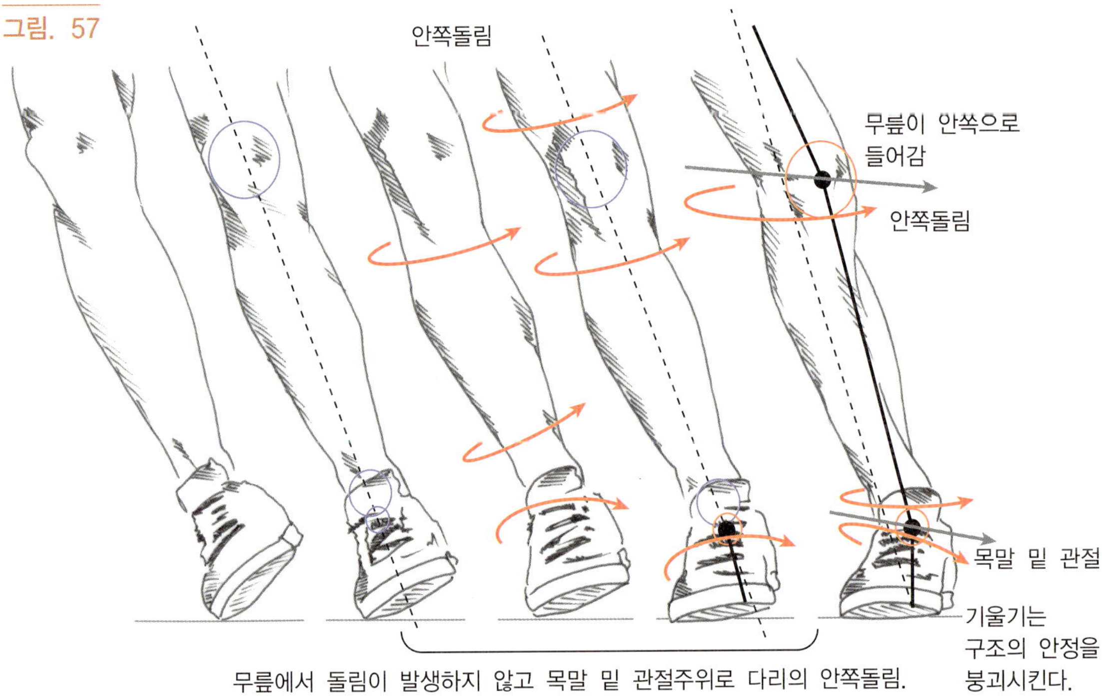

딱딱한 스포츠 신발은 전족부 경계면이 효율적으로 작용하지 못하게 한다. 기우는 현상은 발뒤꿈치로 바닥을 밟으면서 증가한다.

최적의 생체역학 – ***신발안창 형태가 발에 미치는 영향.*** 딱딱한 신발을 신으면, 신발이 전족부 방향을 한 방향으로 집중시키고 유도한다. 신발안창 모양이 발뒤꿈치 위치를 결정하고 따라서 발이 어느 정도 뒤틀리는 것을 결정한다. 이렇게 신발안창 모양이 전족부 수평축에서 발뒤꿈치가 안쪽으로 또는 가쪽으로 자리 잡게 할 수 있다. 이는 바닥에 비해서 후족부 기울기를 결정하고 엎침 또는 뒤침의 편평한 발을 만드는 것을 추론한다. 문제는 안쪽궁을 고정시키는 것이 아니라 전족부에 비해서 후족부의 위치에 문제가 있는 것이다. 신발안창 부피와 안쪽궁의 유지가 중요한 것이 아니라 전족부에 비해서 발뒤꿈치의 위치가 문제이다.

신발과 발 모양의 변화

전족부로 바닥을 밟고 측면으로 이동하면, 예를 들어 샤세, 움직임이 진행되는 동안 다리는 뒤틀림 강도를 변하게 하면서 전족부 주위로 기운다(그림. 58). 이 구조는 효율적으로 바닥을 밟도록 하고 다리는 최적의 구조를 지닌다. 하지만, 딱딱한 신발은 이러한 구조를 막는다.

그림. 58

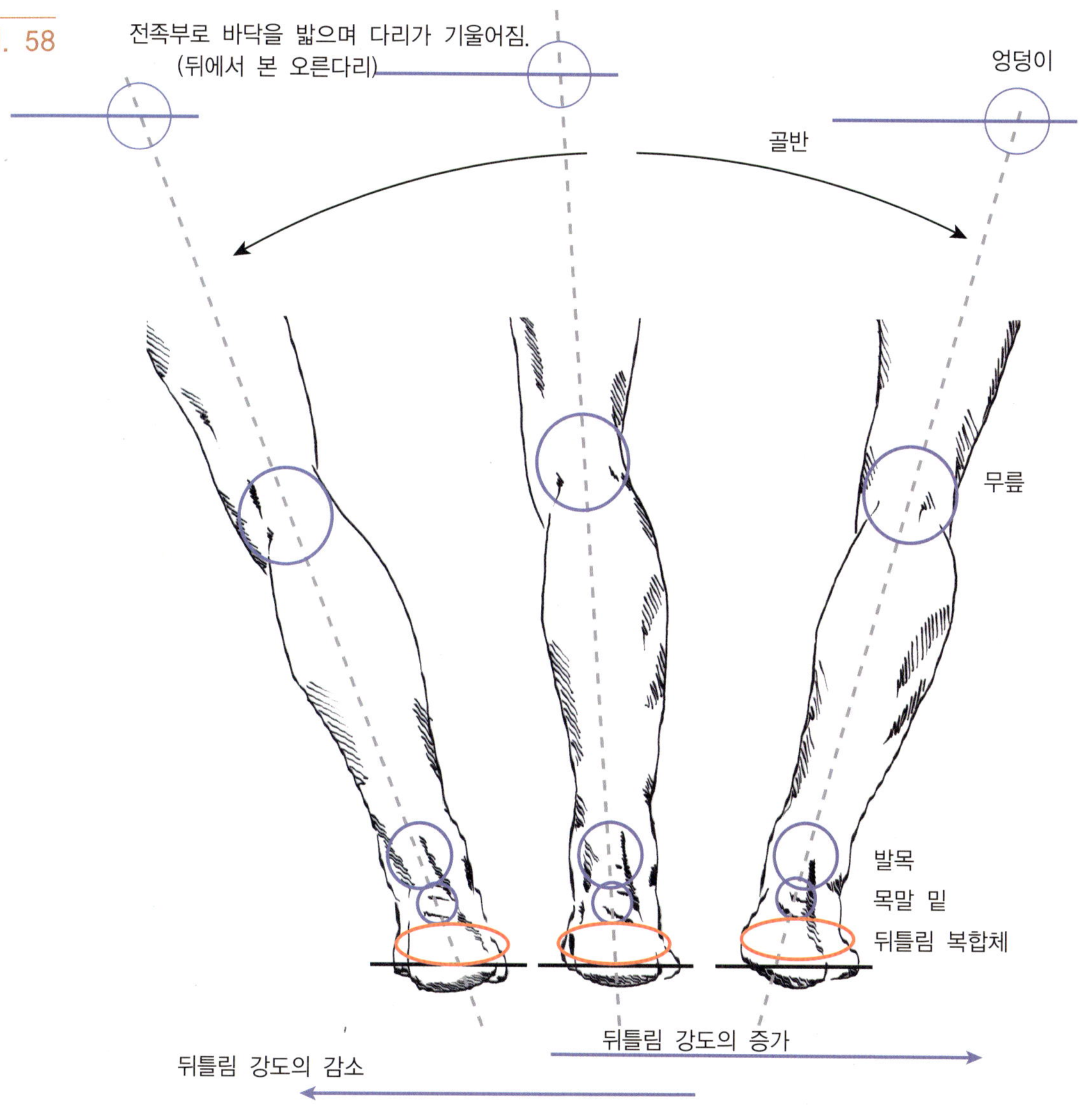

신발의 변형 그리고 몸과 몸짓에 미치는 영향

자세가 바르지 못함 사람은 신발을 신을 때 독특한 제약을 받는다. 이러한 결함이나 문제점에 따라서 신발의 어떤 부위들은 다른 부위들보다 더 많이 자극받는다. 그러므로 이 부위에서 신발이 더 닳는다; 이 부위에 있는 신발 재료들이 더 빨리 눌려진다. ***이렇게 점진적으로 신발의 중립성이 상실된다***, 신발에 어떠한 자국을 만드는 결함과 문제점은 신발을 변형시킨다. 따라서 신발이 변형되자마자 새로운 신발을 신어야 할 것이다. 다른 한편으로, 시간적으로 보이는 요소인, 신발안창이 닳는 것을 믿어서는 안 된다. 하지만 반복되는 제약의 방향과 부위에 따라 모든 면에서 발과 바닥을 분리하는 모든 재료가 어느 정도 뭉개지고 변형된다. 중립성을 잃은 신발을 신는 것은 이러한 자세의 결함을 더 심하게 되게 한다. 자세에 결함이 있고 매주 20–30km를 뛰는 달리기 선수는 겨우 1달 뒤에 신발이 변형되는 것을 관찰하는 것은 일반적이다. 자주 신발을 바꾸는 것은 짧은 시간 안에 경제적으로 돈이 많이 드는 것은 확실하다. 기능적인 발과 적절한 몸짓 기술을 지닌 사람에게는 해당되지 않는다. 하지만, 신발이 잘못 만들어 졌거나 또는 신발재료가 좋지 못한 경우는, 일정하게 눌리거나 변형되지 않고, 또한 신발의 중립성이 상실된다.

자세결함인 경우, 신발은 조금씩 그리고 복구할 수 없을 정도로 닳아 중립자세(바른자세)로 돌아 올 수 없다. 신발을 사용하는 동안 점진적으로 드러나는 신발의 주름이 잘못 된 것처럼 그리고 몸이 이러한 결함을 보완(에너지 적이고 생리적인 영향)하는 것처럼, 악순환이 되풀이 된다.

신발을 신을 때, 신발이 발을 어느 방향으로 기울게 하는지 그리고 전족부와 후족부 사이에서 발생하는 제약을 인지하는 것을 배워야 할 것이다. 신발은 철저하게 중립적이야 하고, 마치 편평한 바닥에 발을 놓는 것처럼, 즉, 아무것도 유발해서는 안 된다. 기능적인 발을 만들고 뒤틀림 강도를 원하는 대로 측정하였으면, 신발의 변형을 통해 자세결함의 결과를 인지하기 위해 신발을 바꾸어가며 신는 것도 유익하다.

❖ 기능적인 발은 신발이 일정하게 닳도록 한다. 달리기를 하면서 전족부로 바닥을 밟는 것은 신발의 수명을 연장한다. 왜냐하면 바닥과 접촉할 때 충격파를 통제하고 근육에 덜 충격적이기 때문이다. 신발의 수명을 연장시키는 2 요소이다.

엎침 발, 뒤침 발 그리고/또는 균형을 유지하지 못하면 매 걸음 때마다 신발이 변형된다. 가쪽번짐에서 자세를 유지하는데 문제가 있는 사람의 달리기 신발을 관찰하면, 신발안창이 아니라 신발몸체 위부위에서, 안쪽으로 방향이 바뀐 것을 발견할 수 있다. 다른 한편으로, 이러한 결함이 있는 사람을 뒤에서 관찰하면, 매 걸음마다 신발이 변형되고, 또한 발이 지면을 밟는 단계와 발이 공중에 있는 단계 동안에 정강뼈에 비해서 발이 가쪽번짐이 되는 것을 관찰할 수 있다.

발뒤꿈치 기울기, 뒤틀림 강도… 그리고 신발

위에서 언급하였듯이, 전족부에 비해서 발뒤꿈치의 위치는 뒤틀림의 강도에 따라 변한다. 발뒤꿈치 기울기가 뒤틀림 강도에 따라 변하고, 또는 발뒤꿈치 기울기는 전족부에 비해서 발뒤꿈치의 위치에 따라 변한다는 점을 덧붙여야 한다. 즉, 신발 안창 모양이 전족부에 비해서 발뒤꿈치의 위치를 결정하고/영향을 주는데, 잘못 만들어진 신발안창은 편평한 엎침 발 또는 움푹 파인 뒤침 발이 되도록 하고/유지시킨다… 왜냐하면 신발은 전족부 주위 모양을 본떠서 만들어지고 전족부에 맞추어 발뒤꿈치 위치의 축이 이루어지고, 따라서 전족부에 비해서 발 뒤꿈치의 위치와 뒤틀림 강도는 결정된다.

신발에서 무엇을 검사하는가?

스포츠신발은 어떤 것인가? 발 구조를 올바르게 만드는가? 또는 발 구조를 변형시키는가? 육상선수들은 전족부가 바닥을 밟는 것을 인지하는가? 전족부가 바닥을 밟는 움직임에 러닝슈즈가 적합한가?

기능적인 신발을, 즉 발의 최적의 생체역학을 제한하지 않는 신발을, 선택하는 것은 꽤 간단한데, 맨발에서 할 수 있는 움직임을 신발을 신어도 같은 움직임을 할 수 있어야 한다(공중에서 전족부/후족부 분리, 바닥을 밟을 때 발 모양 변화, 바닥을 밟고 있는 발뒤꿈침 측면움직임…). 신발은 중립이 되어야 하고, 즉 신발을 신고 발이 측면으로 기울어져서도, 발이 변형되어서는 안 된다. 이러한 상황을 만드는 많은 요소들에 대해 어렵지 않게 말할 수 있지만, 오직 맨발로 바닥을 밟을 때 실질적으로 이 단계에서 발에 제약이 없어야 한다[1].

신발 검사항목

신발로 인해 모든 움직임이 둔화되거나 변해서는 안 된다.

- 발이 공중에 있는 단계와 바닥을 밟는 단계에서 전족부/후족부 분리, ***신발안창의 변형과 뒤틀린 신발 몸체의 변형, 바닥을 밟을 때 전족부에 비해서 발뒤꿈치를 측면으로 이동.***
- 뒤틀림정도에 따른 발목 높이의 변화. ***신발 몸체와 끈의 탄성.***
- 바닥을 밟는 전족궁의 펴짐(발허리뼈 머리의 움직임에서 독립). ***부드러운 신발안창.***
- 전족궁의 펴짐. ***전족부 공간이 넓은 신발. 발가락뼈와 발허리뼈에서 넓은 공간.***
- 뒤틀림 강도에 따라 발이 늘어나고 줄어든다(뒤틀림이 풀릴 때 발이 길어진다는 것을 환기). ***뒤틀림이 풀릴 때를 계산하여 적합한 치수.*** 신발 선택 시, 이러한 항목들을 확인해야 한다.

다른 한편으로, 안쪽궁은 바닥을 밟기에 따라 변해야 함에도 불구하고 신발 안에서 자국이 나고 딱딱한 신발의 궁은 안쪽궁 모양을 굳어지게 한다(그림. 59, Qr. 15).

Qr. 15

발이 바닥을 밟을 때, 바닥 모양에 따라 발이 적응하는 능력과 신발 형태사이에는 현저한 차이가 있는데, 이는 바닥 밟기의 정확성과 제어능력에 직접적으로 영향을 준다. 예를 들어, 볼록한 바닥에서:

- 발은 볼록한 바닥과 일치한다 – 전통적인 신발은 일치하지 않는다;
- 접촉면이 최대로 넓다 – 신발로 인해 접촉면이 줄어든다;
- 바닥을 밟을 때 자세가 안정성이 있다 – 바닥을 밟을 때 측면근육을 더 많이 자극하므로 자세가 불안정하다;
- 맨발에서 지면과의 접촉이 최대가 된다 – 신발로 인해 접촉면이 줄어든다.

---

1 여전히 이 구조를 만드는 방법을 알아야 하는데, 전족부와 후족부 분리… 즉, 발이 공중에 있는 단계와 바닥을 밟는 단계에서 다리를 제어할 수 있어야 한다. 이 모든 것은 역동적인 관절 중첩이 바닥을 밟는 기술에 의거한다.

그림. 59

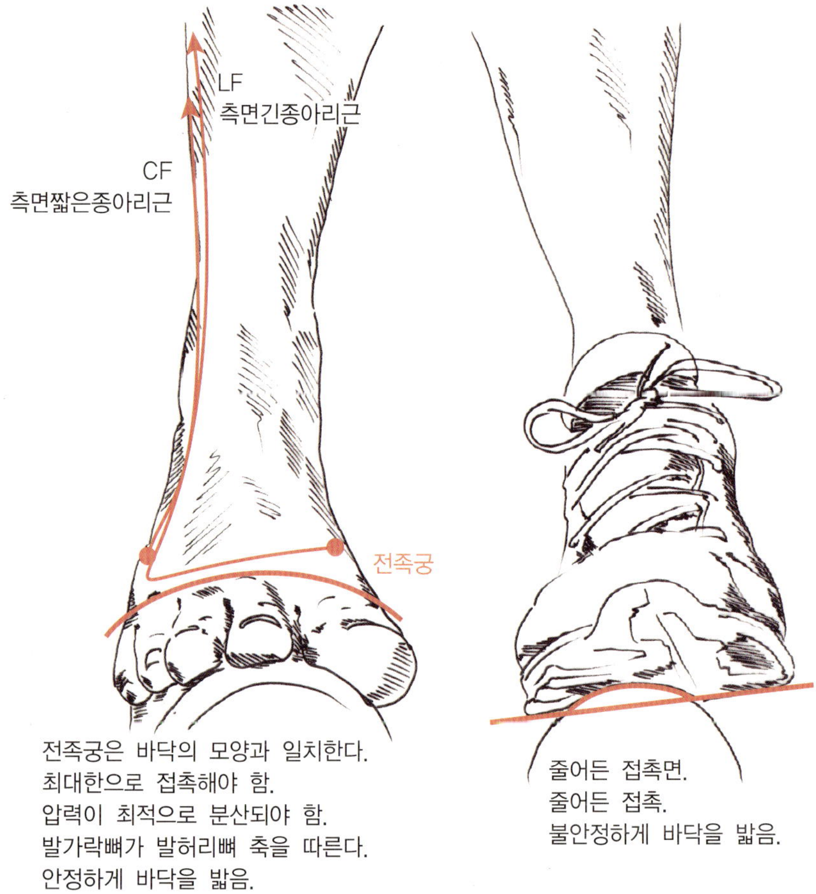

발의 구조적인 손상

신발 몸체와 끈으로 묶는 것은 발위를 고정시키고 신발안창과 함께 발목이 도달할 수 있는 최대 높이를 결정하고, 또는 뒤틀림 움직임이 이 높이를 증가시킨다. 그러므로 발이 뒤틀어질 때, 발뼈 일부분이 신발에 의해 움직이지 못하게 되는데 다른 부분은, 신발 끈으로 졸라맨 위부위에서 발뼈가 움직인다. 발모양을 변형시키거나 손상시키면서, 해당되는 뼈들(발배뼈, 입방뼈, 쐐기뼈…) 중에서 한 개 또는 몇 개의 뼈를 움직이지 못하게 하거나/이동시키기까지 하면서, 이 부위에서 기계적인 제약이 나타나고, 이 부위에서 통증이 발생한다. 신발의 영향을 고려하지 않고 기계적으로 잘못된 기능을 고치는 것은 단지 임시방편에 지나지 않는다. 신발과 신발 끈을 매는 것을 선택하는 것은 결정적인 사항이다(***신발 검사항목*** 참조).

중립위치에서 발이 신발 끝부분에 가까이 있으면, 뒤틀림 강도에 따라 발길이가 변하므로, 뒤틀림 풀림 움직임에서 발은 신발 끝부분에 닿을 수 있다.

결론

오늘날의 신발은 발의 적응능력을 축소시키면서 공유영역의 역할을 축소시킨다. 자세가 불안정한 근원인, 다양한 지면의 변화를 무력화 시킬 수 있는 관절로 발은 구성되어 있다. 오랜 진화로,
오랜 적자 생존의 결과로, 발은 발의 기능을 행하기 위해 보조기의 착용을 필요로 하지 않는다.

하지만, 맨발로 걷기위해 신발을 신지 않는다 하더라도, 기능적인 발이 되기 위해 시간이 필요하고 적절한 학습이 필요하다. A점에서 B점으로 이동한다는 사실은 반드시 가장 적절한 방법과 최상의 효율성으로 이동한다는 것을 의미하지는 않는다. 바닥을 밟는 연습은 근육–골격의 다른 요소들 사이에서 움직임과 유연성을 점진적으로 회복시켜준다.

대부분의 신발에서 이러한 구조는 꽉 조이고, 게다가 완전히 움직이지 못하게 되는데, 스포츠 분야에서 조차도 그렇다. 그러므로 발은 점진적으로 경직되고 발의 최적의 생체역학은 손상된다. 여기서 적절하게 바닥을 밟으면서 맨발로 걷는 것이 중요하다.

1 모든 병적인 상황을 제외하고.…

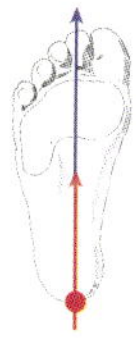

6장
다리 불안정과 발목염좌를 예방

근래에, 프랑스에서, 매일 평균적으로 6000건의 발목염좌가 발생한다. 하나 또는 여러 개의 관절들의 위치를 고정하는 능력이 없어 나타나는 다리의 불안정은, 쉽게 발목염좌를 발생시킬 수 있는 요인들 중 하나이다. 바닥을 밟을 때, 자세가 불안정한 경우[1], 어떤 관절들을 제어하는 능력의 부재로 인해, 다리는 옆으로 기운다: 목말 밑(안쪽번짐/가쪽번짐), 엉덩이(돌림과 모음/벌림) 또는 무릎(돌림). 바닥을 밟을 때, 목말 밑을 제어하는 능력이 약한데서 기인하는 발목이 옆으로 흔들리는 것은 이 부위에서 염좌가 발생할 수 있지만 또한 이 불균형은 무릎에서도 염좌를 발생시킬 수 있다. 동시에, 바닥을 밟을 때, 엉덩이를 제어하는 능력이 약한데서 기인하는, 무릎이 옆으로 흔들리는 것은, 이 부위에서 염좌가 발생할 수 있지만 또한 발목에서도 염좌가 발생할 수 있다[2]. 바닥을 밟을 때, 다리가 옆으로 흔들리면 않된다.

무엇을 해야 되나?

《강한 발목》을 만들기 위해, 기능적인 발이 되는 것부터 시작해야 하는데(***기능적인 발을 위한 검사항목 참조***), 즉 발이 기능적으로 되기 위해 다른 최적의 생체역학적인 면을 발달시켜야 한다. 앞에서 본 연습은 뒤틀림 복합체를 자극시키고 위치를 측정하는 방법을 제공하고, 그리고 목말 밑 위치를 측정하고 고정하는 방법을 제공한다. 적절하게 전족부로 바닥을 밟는 것을 규칙적으로 연습하는 것과 연관하여, 이 방법은 목말 밑의 안정을 공고히 하는 측면 근육을 강화하고 측면근육의 위치를 측정하는 방법을 제공 하는데, 결과적으로 발목을 강화하고 발목 위치를 측정하는 방법을 제공한다. 일단 이 다양한 능력을 구비하게 되면, 행하고 있는 종목에 따라 기계적인 제약이 증가할 수 있지만, 행하고 있거나 또는 추구하는 활동에 따라 이 능력들을 유지하거나 또는 강화하는 것만 남는다. 예를 들어, 반복적이면서 변화를 주면서 바닥을 밟는, 테니스를 하는 사람은 후족부를 효율적으로 제어할 수 있어야 하고 그리고 경계면의 기능을 수행할 수 있는 전족부를 지녀야 한다. 그렇기 때문에, 스포츠 활동에서, 이러한 능력을 규칙적으로 제어하고 이를 위한 적절한 연습을 강구하는 것이 유익하다.

강한 발목을 만들다

강한 말목을 만들기 위해, 기능적인 발을 만들어야 하고, 그러기 위해서는:
- 정강뼈에 비해서 발 방향을 측정한다.
- 전족부/후족부가 서로 독립적으로 움직일 수 있을 때까지 또한 전족부의 유동성을 제어 할 때까지 뒤틀림 복합체를 유연하게 한다.

---

1 여기서 인대손상이나 다른 이유로 인해 발생하는 관절의 불안정을 말하는 것은 아니라, 움직이지 않고 서 있는 능력이 없는 것을 말한다.

2 저자의 *걷기와 스포츠 기록과 달리기*를 참조할 것.

- 가쪽번짐 제약에 저항하는 근육을 강화하고/방향을 측정한다.
  - ➪ 뒤정강근을 강화한다.
  - ➪ 연습: 활보(전족부로 바닥을 밟고 모음 움직임, 모든 축에서, 다른 발은 수직으로 유지하면서), 앞으로, 뒤로 이동하면서 활보, 뛰기, 안쪽 샤세, 삼각형 샤세(pas chassés triangulaire).
- 안쪽번짐의 제약에 저항하는 근육을 강화하고/방향을 측정한다.
  - ➪ 종아리근을 강화한다.
  - ➪ 연습: 비스듬히 전족부로 바닥을 밟음(다른 발은 수직을 유지하면서, 모든 축에서), 사각형 샤세, 50/50 샤세.
- (아래로 내려가는) 안쪽 수평과 가쪽 수평의 제약에 저항하는 근육을 강화하고/측정한다.
  - ➪ <u>담배연기 모양으로 돌기, 한쪽 발을 들고 돌리기</u>

<u>이 연습을 어떻게 행하나…</u>

기능적인 발이 된 후 ***강한 발목을 만들기 위한 훈련(기능적인 발을 위한 검사항목 참조).***

자세-역동의 지침을 따르면서 맨발로, 집에서 하는 연습.
- 다리에 비해서 발을 중립위치로 향하게 한다.
- 전족부를 평행하게 두고, 발뒤꿈치를 약간 든다.
- 발뒤꿈치를 바닥에 닿지 않고 걷는다, 발뒤꿈치는 바닥을 스치듯이 한다. 1 × 50.
- 서서, 전족부로 바닥을 밟고, 뒤틀림 복합체를 유연하게 하기.
- 3 × 10 오른쪽과 왼쪽 반복(참조 5 - ***바닥을 밟고 있는 뒤틀림 복합체를 자극하고 유연하게 하기***).
- 활보 연습 2 × 10(참조 7 - 활보).
- 발바닥의 측면으로 바닥을 밟기 2 × 10.
- 제자리 달리기(5분). 발뒤꿈치는 바닥을 스치듯이 한다.

이 연습에서 또한 다음과 같은 동작을 첨부 할 수 있다:
- 사각형 샤세, 2 × 10(***걷기와 스포츠 기록 참조***).
- 삼각형 샤세, 2 × 10(***걷기와 스포츠 기록 참조***).
- 담배연기 모양으로 돌기, 2 × 10(***달리기 참조***).

이 모든 연습은 다양한 면에서 행할 수 있도록 하고 그리고 따라서 걷거나 또는 스포츠 활동에서 발생하는 다양한 제약을 더 잘 관리할 수 있도록 한다. 이 연습의 효율성은 엄격하게 연습을 실행하는데 있다.

강한 발목을 만들기 위해 측면으로 바닥을 밟는 연습

기대되는 결과: 이 연습의 목표는 바닥을 밟고 있는 발이 가쪽으로 기우는 것을 막으면서 안쪽번짐의 제약을 조절하면서 근육을 강화하고 방향을 측정하는데 있다. 가쪽측면 인대계의 보호와 이러한 유형의 제약에 반해 《발목》 안정성은 측면긴종아리근과 측면짧은종아리근의 강도와 방향을 측정하는데 달려있다.

정확하게 동작을 연습하여야 이 연습의 효율성이 증가한다. 바닥을 밟을 때 움직임 축과 발의 축에서 벗어나지 않아야 한다(그림. 60, Qr. 16과 그림. 60bis 참조).

Qr. 16

이동 지침

- 서서, 맨발로, 양발을 평행으로 놓고 그리고 거의 붙인다.
- 무릎 긴장을 푼다(무릎을 약간 벌린다).
- 오른발 전족부로 바닥을 밟기 위해, 오른발 뒤꿈치를 약간 든다.

그림. 60

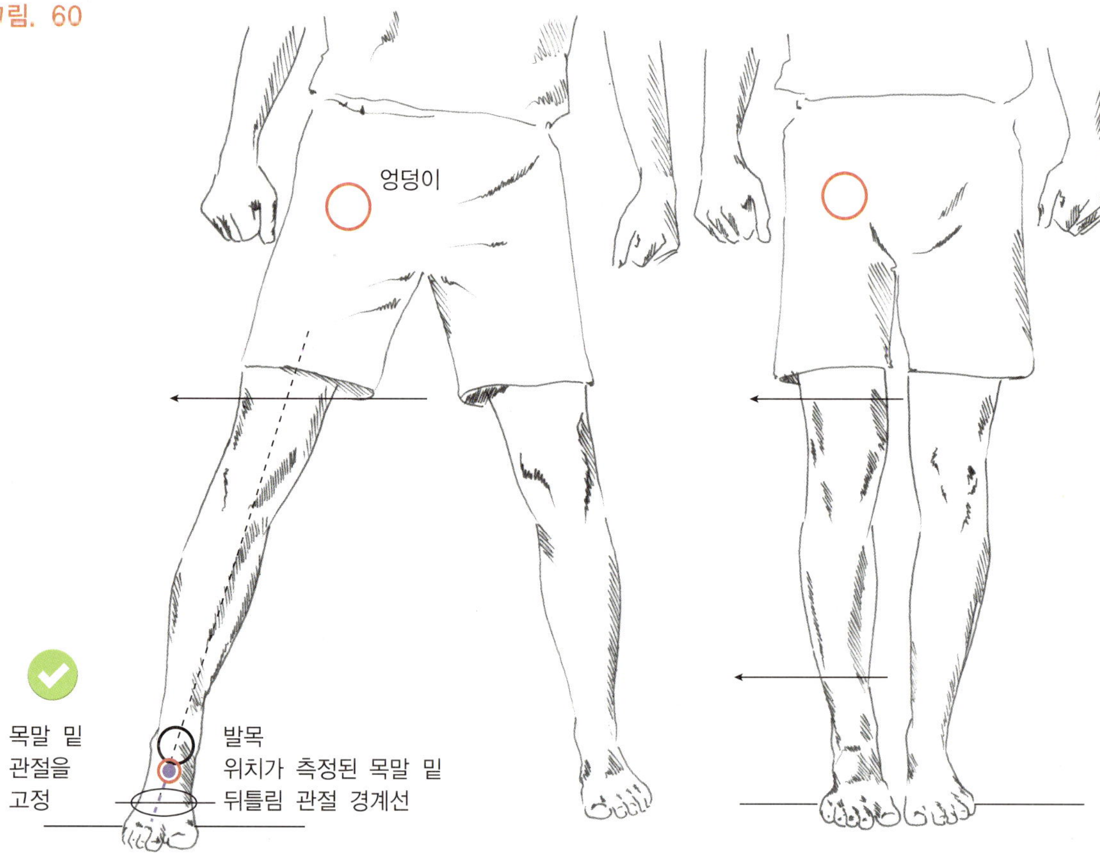

그림. 60bis

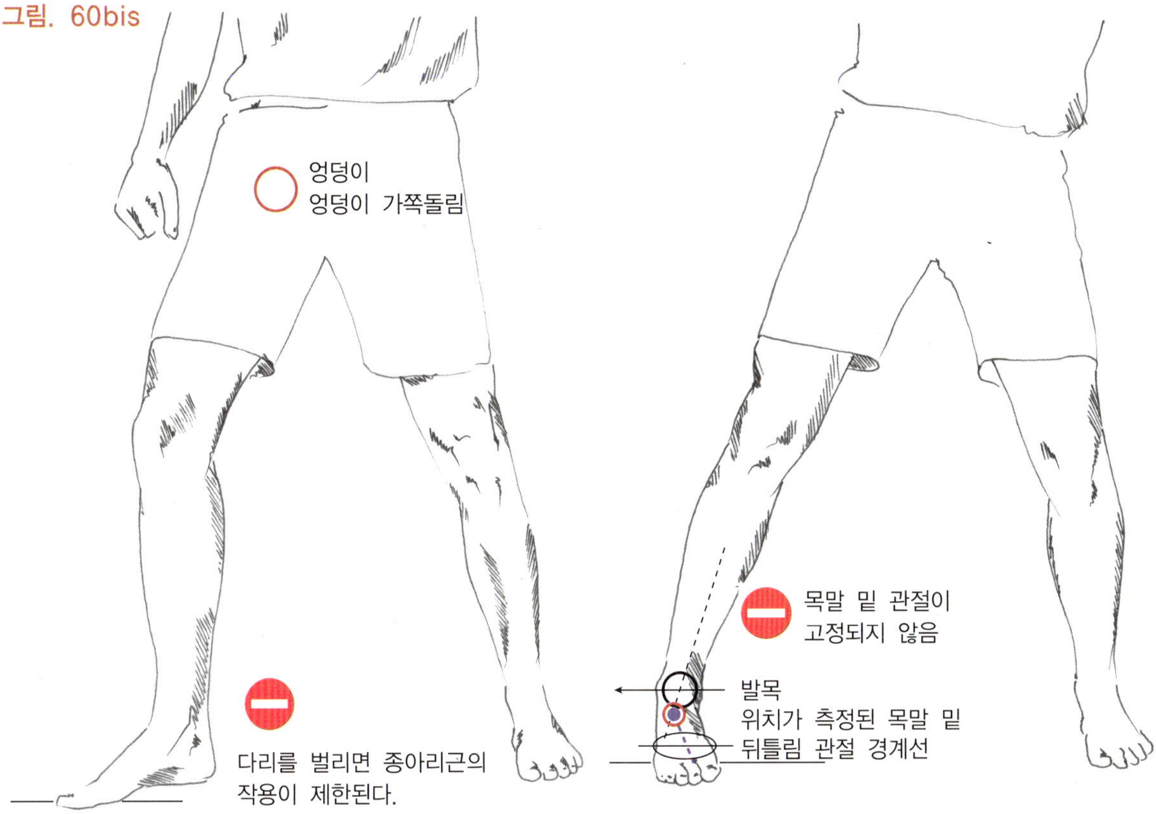

실행 지침

- 오른 발을 들어 어깨넓이 보다 더 많이 벌려 바닥을 밟는다.
- 오른 발 전족부로 바닥을 밟고, 발뒤꿈치가 바닥을 스칠 정도로 둔다. 하지만 발뒤꿈치는 바닥을 밟지 않는다.
- 출발자세로 돌아온다.

요점

- 전족부로 바닥을 밟는다.
- 이동 경로에 수직으로 발을 놓는다.
- 발이 바닥을 밟을 때 가쪽번짐 움직임에 저항한다.

선택

제약의 강도를 높이기 위해서 행할 수 있다:

- 더 빠르게 연습하고, 다리를 더 벌리고, 발뒤꿈치를 더 높게 든다.
- 옆 샤세로 움직임을 바꾼다.

❖ 목말 밑 안정성에 관한 첫 번째 단계를 매우 간단하게 검사할 수 있다. 맨발로, 양발을 평행되게 두고 그리고 거의 붙이고, 발앞꿈치로 설 때까지 발뒤꿈치를 천천히 든다. 그 후 발뒤꿈치를 내리는데 바닥에 닿지 않는다. 이 연습을 몇 번 반복한다. 만약 《발목》 안정성이 있으면, 발목이 옆으로 기울지 않는다 (그림. 61).

그림. 61

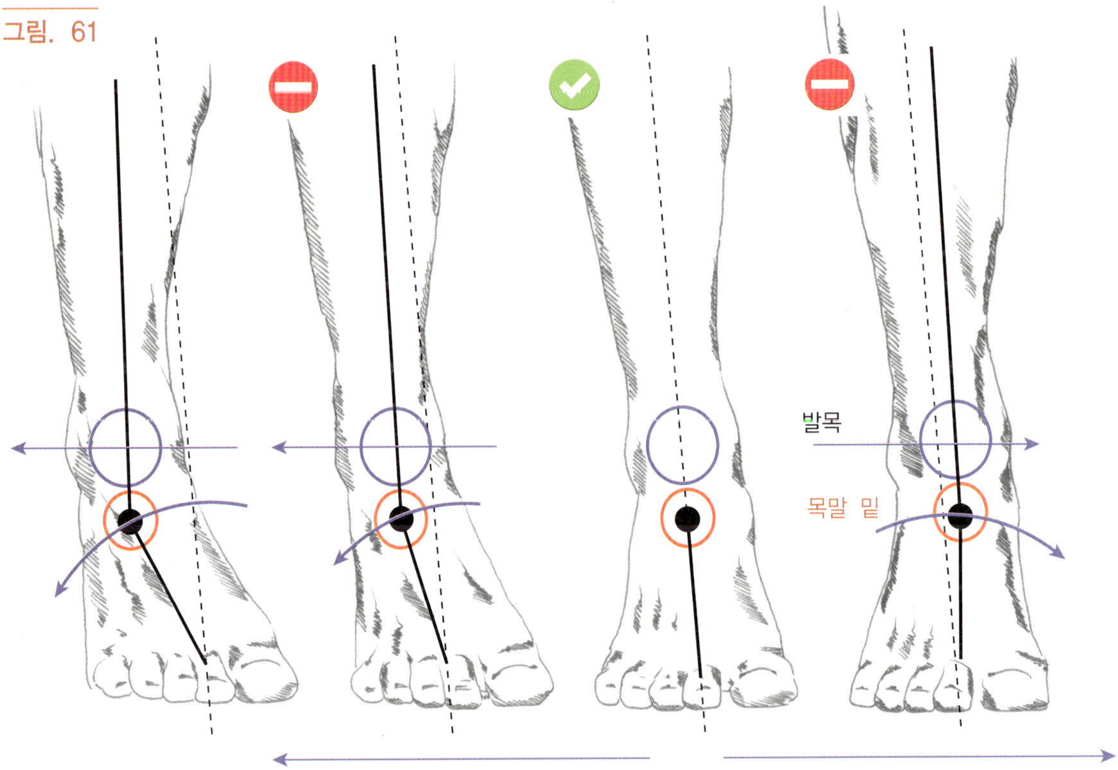

최적의 생체역학 – 뒤틀림 복합체를 움직이기 위한 위의 연습들과 결합하여, 전족부로 바닥을 밟는 것은 동시에 가쪽측면근육과 안쪽측면근육(긴종아리근, 짧은종아리근, 뒤정강근)을 자극한다. 발뒤꿈치를 약간 들고, 전족부로 바닥을 밟으면, (엉덩이에서 시작되는)다리의 가쪽돌림 움직임은 전족부와 별개로 (뒤정강근을 통해) 후족부를 자극한다. 이 때 전족궁은 긴종아리근을 통해 바닥에 고정된다. 이 움직임에서, 이 2개의 근육은, 긴종아리근과 뒤정강근, 하지만 두 근육은 길항근이지만, 동시에 수축하고 후족부를 한 방향 이끌고 전족부를 반대 방향(뒤틀림)으로 이끌면서 공동작용이 발생한다. 뒤틀림과 뒤틀림 풀림 움직임에서 바닥을 밟는 측면근육들의 공동작용은 목말 밑 관절의 위치를 측정하면서 후족부를 고정하고 제어가 강화된다.

불안정한 상태에서의 연습

발뒤꿈치는 바닥을 밟고, 무게중심이 측면으로 치우친 불안정한 상태에서 연습하는 것은, 다리의 안정성을 붕괴시킬 수 있다. 한 다리로 서있을 때, 만약 몸의 균형을 잃으면 넘어지지 않으려고, 관절의 위치를 (측면으로)이동하여 균형을 유지 할 수 있다. 이러한 작용은 무게중심을 다양한 각도 안에서 유지하고, ***움직일 수 있는 가능성의 폭***(유연성)에 대해 말할 수 있다. 움직일 수 있는 가능성의 폭은 균형을 유지하고 관절의 연결이 끊어지지 않게 한다. 하지만, 움직일 수 있는 가능성의 폭은 전족부에 비해서 발뒤꿈치 위치와 바닥에서 발뒤꿈치가 바닥을 어떻게 밟느냐에 따라 변한다.

3 부분으로 검사한다

배치 지침

- 맨발, 그리고 양발을 가지런히 둔다.
- 오른 발을 약간 앞에 둔다.

실행 지침

첫 번째 단계

- 발뒤꿈치를 약간 든다.
- 전족부 전체(전종궁)가 바닥과 접촉을 유지하도록 주의하고 또한 무릎이 돌지 않도록 주의하면서 무릎을 안쪽으로 둔다. 따라서 발뒤꿈치를 바닥에 놓는다. 만약 이 연습이 올바르게 이루어지면, 발뒤꿈치는 어느 정도 전족부 수평축 밖에 위치한다(이는 뒤틀림 복합체의 이동성에 달려있다)
- 발뒤꿈치를 바닥에 댄 자세에서, 무릎을 바깥쪽으로 벌리고 그리고 안쪽으로 모아 무릎 움직임 폭을 측정하고(움직일 수 있는 가능성의 폭), 무리하지 않고 움직임의 범위를 측정한다(그림. 62). 움직임이 한계에 다다를 때, 관절을 긴장시키면, 기계적으로 제어되는 것을 느낀다(두 번째 연습에서도 동일하다). 이 연습을 하는 동안 발뒤꿈치는 측면으로 이동하지 않게 한다.

두 번째 단계

- 뒤꿈치를 약간 든다.
- 무릎을 바깥쪽으로 벌리는데, 전족부는 회전하지 않아야 한다. 발뒤꿈치는 전족부 수평축에 위치한다.
- 발뒤꿈치를 바닥에 댄 자세에서, 무릎을 무리하지 않으면서 바깥쪽으로 벌리고 그리고 안쪽으로 모아 무릎 움직임 폭을 측정하고(움직일 수 있는 가능성의 폭) 그리고 움직임의 범위를 측정한다(그림. 63). 이 연습을 하는 동안 발뒤꿈치는 측면으로 이동하지 않는다.

지금부터 움직일 수 있는 가능성의 폭은 첫 번째 검사에서부터 변한다는 것을 기억할 수 있다.

세 번째 단계

- 연습을 하는 동안 발뒤꿈치를 약간 든 상태를 유지한다.

그림. 62

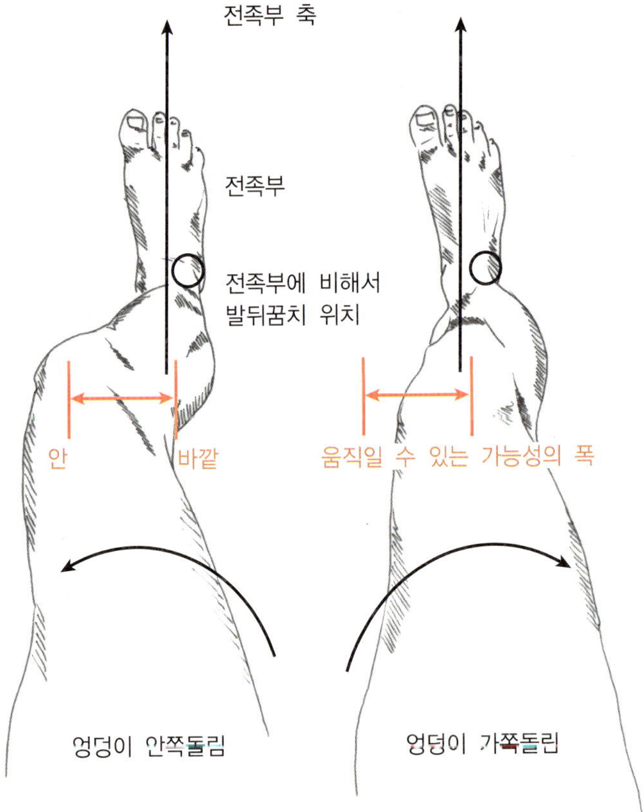
전족부 축
전족부
전족부에 비해서
발뒤꿈치 위치
안
바깥
움직일 수 있는 가능성의 폭
엉덩이 안쪽돌림
엉덩이 가쪽돌림

그림. 63

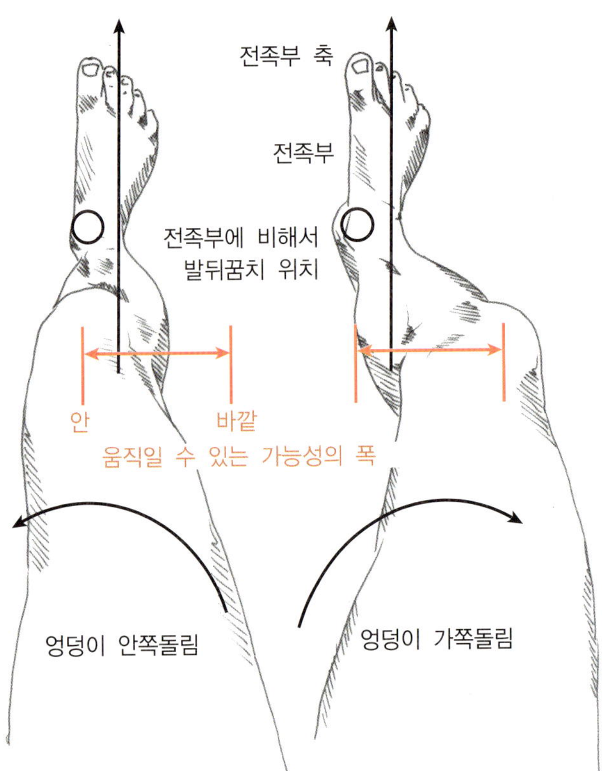
전족부 축
전족부
전족부에 비해서
발뒤꿈치 위치
안
바깥
움직일 수 있는 가능성의 폭
엉덩이 안쪽돌림
엉덩이 가쪽돌림

- 발뒤꿈치를 바닥에 댄 자세에서, 무리하지 않으면서 무릎을 바깥쪽으로 벌리고 그리고 안쪽으로 모아서 무릎 움직임 폭을 측정하고(움직일 수 있는 가능성의 폭), 그리고 움직임의 범위를 측정한다(그림. 64). 만약 이 움직임을 바르게 실행하면, 전족부 주위로 무릎 전체가 돌아가고, 전족부와 별개로 발뒤꿈치는 측면으로 이동하는 것을 볼 수 있다.

그림. 64

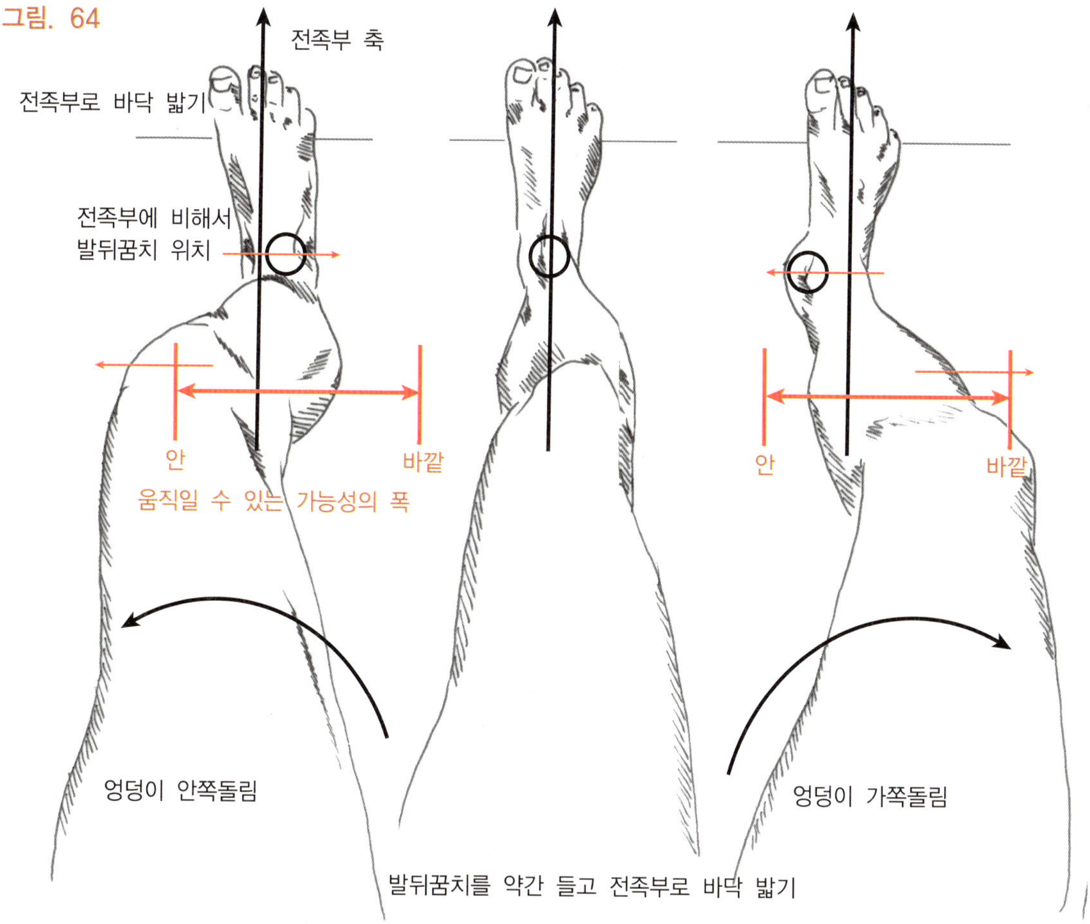

연습을 어떻게 마쳐야 하는가?

- 발뒤꿈치를 바닥에 놓는다. 움직일 수 있는 가능성의 폭은 줄어든다.
- 전족부에 비해서 발뒤꿈치의 위치에 따라, 움직일 수 있는 가능성의 폭의 한계는 달라지고, 위치도 바뀐다.
  - ➪ 발뒤꿈치가 전족부 바깥쪽에 위치하면(첫 번째 검사), 움직일 수 있는 가능성의 폭은 안쪽으로 이동하고 바깥쪽영역으로 접근할 수 없게 된다.
  - ➪ 발뒤꿈치가 전족부 안쪽에 위치하면(두 번째 검사), 움직일 수 있는 가능성의 폭은 바깥쪽으로 이동하고 안쪽영역으로 접근할 수 없게 된다.

움직일 수 있는 가능성의 폭이 한계에 다다르게 되어 더 이상 움직일 수 없게 되면, 무릎에서 관절과 인대가 더 이상 움직이지 못하고, 이러한 제약을 보완하기 위해 다른 부위들이 움직이는데, 이 때 몸의 나머지 부분은 부딪치거나 또는 회전할 수 있다.

- 발뒤꿈치는 바닥에 놓고, 첫 번째 강도부터 움직일 수 있는 가능성의 폭은 다리 구조의 균형이 무너지는 것을 함축하고 있다(역동적인 관절의 중첩성을 잃음).
- 발뒤꿈치를 들면(세 번째 검사), 움직일 수 있는 가능성의 폭은 최대가 되고 다리 구조 조직(자세한 내용은 97쪽 참조, 역자)은 충돌하지 않는다. 뒤틀림 복합체덕분에 다리는 전족부 주위를 자유롭게 회전한다. 바닥을 누르고 있는 발뒤꿈치로 인해 다리 움직임이 제약 받지 않는다. 하지만, 발뒤꿈치가 바닥에서 떨어져 있다는 사실은 **반드시** (후족부 포함)다리의 생리적인 조직을 연류 시키지 않는다.

발뒤꿈치를 바닥에 닿은 채, 바닥을 밟고 있으면, 움직일 수 있는 가능성의 폭은 제한되고 그 위치는 다리 구조조직에 달려있다. 발뒤꿈치를 약간 들고, 전족부로 바닥을 밟으면, 움직일 수 있는 가능성의 폭은 최대가 되고 다리조직과 충돌하지 않는다.

최적의 생체역학 – 앞의 연습은 자세의 변이성에 대한 검사를 상기시킨다. 이 검사는 발뒤꿈치를 바닥에 놓고, 다음과 같이 실행된다: 엉덩이 넓이만큼 발을 벌리고, 전족부를 가지런히 놓고, 발뒤꿈치는 바닥에 놓고, 무릎은 약간 구부리고, 발뒤꿈치가 바닥에서 떨어지지 않게 하고 바닥을 밟은 상태를 변하게 하지 않으면서 무릎을 접근시키고 멀어지게 하면서 움직임의 폭을 메모한다. 이 검사는 다리조직을 변화 시키고 (움직임 폭의) 중요성[1]과 위치를 평가한다[2]. 발뒤꿈치로 바닥을 밟고 움직일 수 있는 가능성의 폭 (다리조직을 유지시키고 그리고 무너트리는 힘, 역동적인 관절의 중첩 원칙)의 측정과 그 한계성은 관절접합부 요소(인대, 관절낭…)의 탄성, 관절모양… 그리고 앞에서 보았듯이, 전족부의 위치보다도 후족부의 위치에 달려있다. 즉, 전족부와 후족부 사이에서 자연적인 뒤틀림 강도에 달려있다. 뒤틀림 강도를 변하게 하면서 전족부의 위치보다도 후족부의 위치를 바꾸면, 발뒤꿈치로 바닥을 누르면서 움직일 수 있는 가능성 폭의 부위를, 경우에 따라서는 움직임 폭을, 변화시킨다(첫 번째와 두 번째 검사를 참조).

뒤틀림 복합체를 포함하여 발뒤꿈치를 들고 자세변화를 평가하는 것이 필요하다. 왜냐하면 이러한 변화가 어느 정도 가능한지를 고려하고 또한 개인골격의 한계성을 고려하여 어느 정도 당길 수 있는지를 아는 것도 필요하기 때문이다. 이러한 것들을 이해하지 못한다면, 몸을 조절하는데 어려움이 있다. 왜냐하면 습관적인 움직임으로 발생한 자동적인 움직임은 끊임없이 유사한 자세, 유사한 몸짓을 재생산하기 때문이다. 이러한 유사한 자세, 유사한 몸짓은 다른 근육과 다른 근육군에서 긴장을 분배하는 것을 조절하고, 골격의 본능적인 조직이 서 있는 것을 유지하고 결정한다. 습관적인 움직임으로 발생한 자동적인 움직임은 짧은 시간 내에 변화할 수 있기 때문에[3], 규칙적으로 자세와 몸짓을 평가하는 것이 유용하다.

다른 한편으로는, 또한 사람마다 동일한 자세를 취한다 하더라도 뒤틀림 강도가 달라지는 뒤틀림 관절

1 각 관절의 위치. 엉덩이와 발뒤꿈치 뒤-아래 가장자리 가운데를 통과하는 역동적인 관절 중첩축과 비교하여 무릎위치. 발목위치와 목말 밑 위치.
2 개인에 따라 그리고 중심자세(역동적인 관절의 중첩 축)에 따라, 움직임의 폭은 측면에서 변한다.
3 몸짓은 부상, 신발재료 변화, 기술변화에 따라 변한다.

복합체는 이러한 해부학적인 변화를 보완하는 기능을 할 수 있다(관절 각; *예를 들어, 넙다리 목의 각*). 이는 발 안쪽궁 모양은 이러한 자세의 결과로 나타나고, 개인마다, 비록 동일한 자세를 취해도, 해부학적 차이에 따라 안쪽궁 모양이 어느 정도 뚜렷하게 나타날 수 있다고 강조할 수 있다.

부상이 발생했을 때, 그 결과로 자세가, 서로 서로 연결된 뼈들의 구조를, 변할 수 있다. 부상의 후유증은 거의 보이지 않거나 또는 더 이상 보이지 않는 관절부위와 일치 할 수 있는데, 제약을 더 이상 지탱할 수 없는 관절부위와도 일치할 수 있다. 발이란 기관과 발의 기능에 관한 지식은 이러한 움직임을 할 수 있는가를 결정될 뿐만 아니라 또한, 어떤 면에서는, 오늘날 왜 이러한 자세, 이러한 몸짓을 택하는지 이해할 수 있고, 또한 어떠한 자세, 어떠한 몸짓을 왜 해야 하는지를 이해하게 한다.

발뒤꿈치로 바닥을 밟을 때 불안정한 《자기수용성》 훈련 장비를 어떻게 생각하나?

● 불안정한 판에 의해 유발된 측면 기울기의 영향

불안정한 판위에서 발뒤꿈치는 판을 밟고, 한 다리로 서서 판의 움직임을 따른다. 판이 측면으로 기울면, 발은 측면으로 기울고(전족부와 후족부), 균형의 다각형 가운데서 무게 중심을 유지하려고 하면서 판을 밟고 있는 주위로 균형을 유지하기 위해(넘어지지 않기 위해) 다리의 ***재조직화가 발생한다.*** 이러한 재조직화는 관상면에서 다리를 구성(구조의 붕괴)하고 있는 관절 위치변화와 일치한다. 기울어진 판위에서, 발뒤꿈치는 이 부위를 누르고, 관절의 정렬을 유지하는 것은 가능하지 않다(역동적인 관절의 중첩);
발은 기울어지고, 무릎은 굽혀진다.

판이 측면으로 기울어지면 몸의 균형을 유지하기 위해, 구조가 붕괴(관절의 중첩이 풀어짐)되면서 (무릎에서 뒤틀림 발생)각 관절 가운데서 긴장/압력 배분이 흩어지면서 보완된다(그림. 65).

최적의 생체역학 – 불안정한 판에서 안쪽 측면 기울기는 연속적으로 보완 움직임을 야기한다 (그림. 65).

- 첫 번째 가능성: 판이 기울어지면 목말뼈(그리고 따라서 발목)가 안쪽으로 이동하고 정강뼈가 안쪽으로 돌아가서 가쪽번짐 움직임이 발생하면서 목말 밑 관절에 의해 보완된다. 넙다리뼈 모음과 안쪽돌림으로 해석되는 무릎이 《안쪽으로 들어가는》 결과가 발생한다;

- 두 번째 가능성: 판이 기울어지면 넙다리뼈 아래에서 정강뼈 가쪽돌림과 결합한 엉덩이 모음과 안쪽돌림으로 인해 무릎이 안쪽으로 들어가면서 바로 보완된다. 목말 밑은 움직이지 않는다.
  이 두 경우, 다리에서 관절중첩이 올바로 이루어지지지 않고(구조의 붕괴), 다른 관절들에서 압력배분이 발생하는데, 특히 무릎에서 압력배분이 최적이 되지 않는다. 이는 다리 구조의 통합을 방해한다.

그림. 65

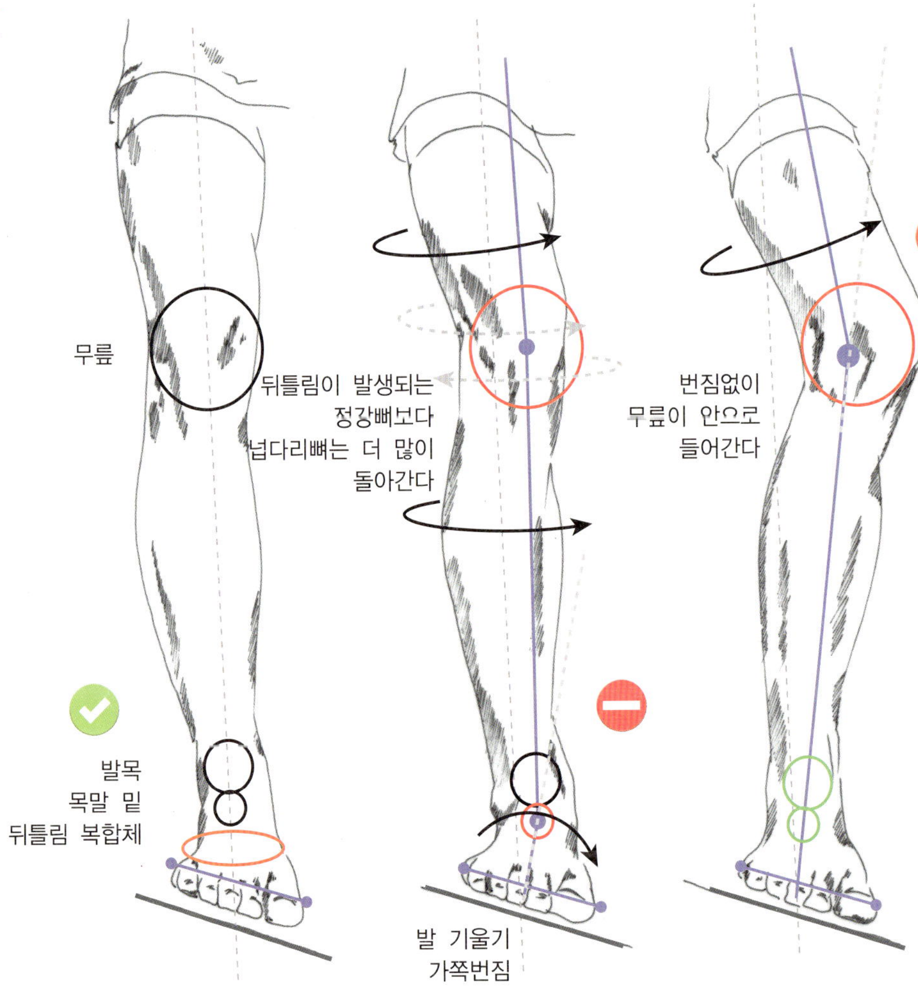

이렇게, ***스포츠 활동 또는 재활의 범주***에서 자기수용성 연습과정에서, 측면으로 기우는 불안정한 판에서 연습을 하는 것은 생체 역학적으로 적합하지 않다. 왜냐하면 관상면에서 아주 조그마한 기울기는 순간적으로 관절 전체에 영향을 주고 관절에서 압력 배분을 변화시키기 때문이다. 따라서 생체 역학적이고 생리학적인 개념들을 고려하지 않고 연습을 하면, 이러한 연습과정은 적합하지 않을 수 있다. 집단무의식에서, 통증은 신뢰할 수 있는 좌표계라고 믿는 경향이 있고 심한 움직임을 할 때 통증이 없으면 이러한 움직임들을 지속 할 수 있다고 믿는 경향이 있다. 그렇기는 하지만, 신체활동에서 통증은 다른 신경계에 의해 무시되고, 지각의 경계를 밀어내면서, 일종의, ***생리적 한계를 넘어*** 기관을 사용하도록 한다는 것을 상기하는 것이 유익하다. 게다가, 연골손상은 상처의 강도가 어느 정도까지 도달해야지 통증을 느낀다. 이와 같이 관절에서 증세가 나타나지 않기 때문에, 관절에 무리한 힘을 부과하고 관절을 손상시킨다. 이러한 유형의 연습에서는 통증을 거의 느끼지 못하고 또는 통증은 일시적이기 때문에 이 연습이 관절을 손상시키리라고는 생각하지 않는다. 반대로, 안쪽측면인대의 염증이 있거나 또는 불안정한 판 위에서 안정되게 균형을 잡으면서 관절 간 연골의 작은 상처가 나면, 발뒤꿈치는 바닥을 밟고, 판이 측면으로 기울자마자 통증으로 고통을 받을 수 있는데, 심지어는 순간적으로도, 무릎은 이러한 균형상실을 보완 할 수 없다. 이러한 손상으로 인해 관절에서 압력의 배분이 달라지고 인대의 긴장강도가 변한다. 그러므로 저자가 제안하는 연습을 지속하면, 이러한 원칙에 관한 지식이 없는 사람이더라도 안정적인 균형을 찾을 수 있다.

다양한 유형의 불안정한 판이 있다; 모든 면에서 움직일 수 있는 반원 모양의 판, 그리고 막대기가 있어 한 면으로만 움직이도록 되어 있는 판. 반원 판이 가쪽에서 안쪽으로 기울어지면 발의 움직임은 목말 밑 관절에 의해 보완 되고, 이러한 기울기는 수평면에서 판이 회전(가쪽돌림)하도록 하지만, 가쪽번짐 움직임에 따라 발생하는 회전변수에 의해 다리의 다른 부위에는 영향을 주지 않는다. 그러나, 이 현상은 매 기울기마다 보장되지 않고 많은 변수에 따라 영향을 받는다. 막대기가 있는 판 가쪽에서 안쪽으로 기울어지면, 위에서 언급한 판의 수평면에서 모든 모양의 회전을 방해하며 그리고 다리전체에 가쪽번짐 움직임에 따라 발생하는 회전에 영향을 주고 다리의 구조를 붕괴시키는 결과를 낳는다(그림. 66).

이렇게 위에서 살펴본 다른 요인들을 해석하면, 발뒤꿈치가 바닥을 밟고 있으면, 판이 아주 조금 측면으로 기울게 되면 바로 관절위치에 영향을 준다. 그러므로 판이 기울게 되면 관절자세를 유지하는 것은 불가능해진다. 따라서 발뒤꿈치가 바닥을 밟고 있으면, 불안정한 판에서 유발된 측면 움직임은 발의 구조를 붕괴시키고 또한 측면 움직임은 관절에서 압력의 배분을 변화시킨다, 수직으로 막대기가 설치된 판에서는 이러한 현상이 더욱 두드러진다. 그렇기 때문에, 다리구조를 붕괴시키지 않고 불안정한 판이 측면으로 기울게되면 다리가 이러한 기울기에 대처할 수 있는가를 자문할 수 있다.

만약 발뒤꿈치를 약간 들고, 전족부로 바닥을 밟으면, ***판이 측면으로 기울어지는 것을***, 어느 정도, ***중립화 시키면서***[1], ***전족부는 경계면***이 된다. 이러한 의미에서 경계면은 판이 측면으로 기울 때 전족부 위에 위치한 관절에 영향을 미치지 못하게 하고, 구조가 붕괴되지 못하도록 하며, 그리고 최적으로 관절 기능이 바르게 작용하도록 하면서 적합한 관절의 중첩을 유지시킨다.(그림. 3). 이렇게 발뒤꿈치가 바닥을 밟을 때, 측면으로 기울어지면, 순간적으로 다리조직에 영향을 주는데 반하여 다리(후족부를 포함)는 전족부와는 독립적이다.

따라서 이러한 제약을 관리하기 위해, 뒤꿈치를 약간 들고 바닥을 밟아야 한다. 스포츠 활동에서 측면 기울기와 같은 문제가 있는데, 차이점은 다리(후족부를 포함)와 별개로 전족부가 기우는데 있다.

1 저자의 *달리기*를 참조.

그림. 66

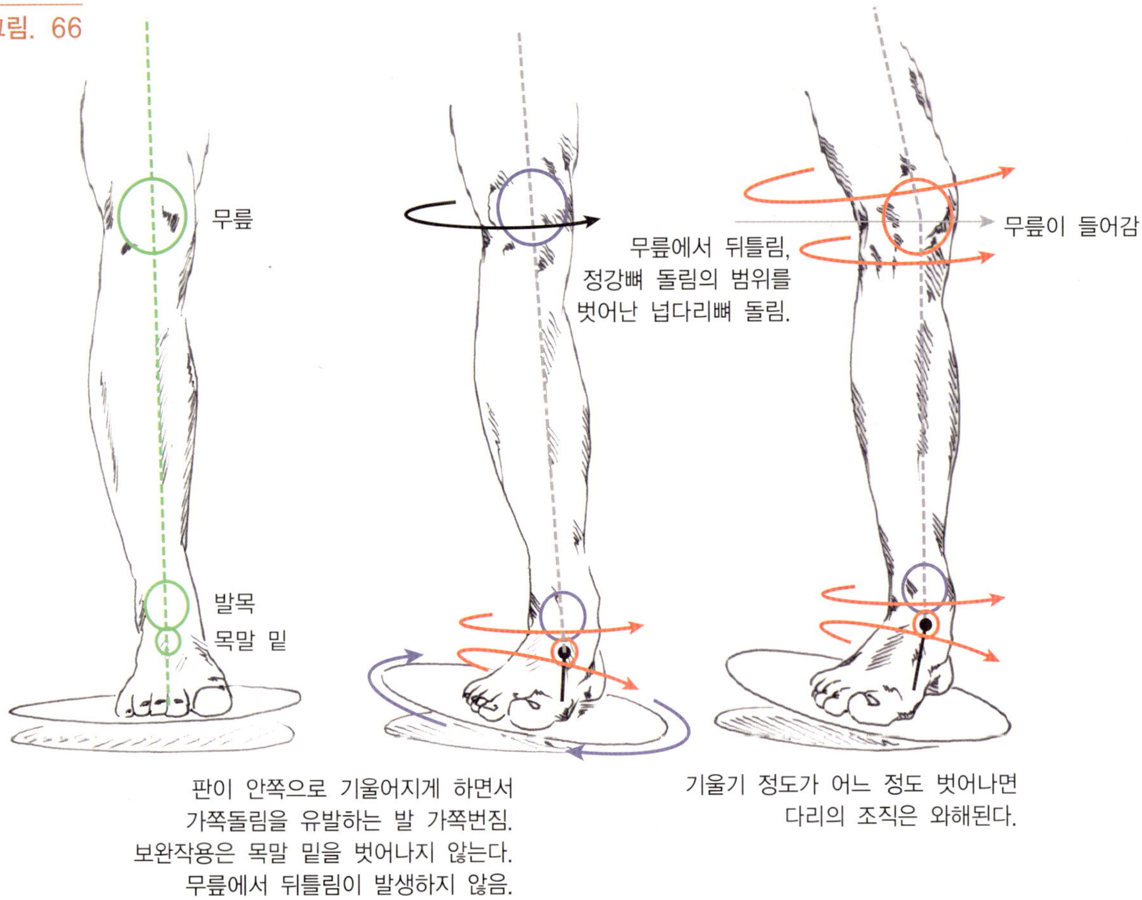

● 불안정한 판을 어떻게 이용하는가?

만약 불안정한 판을 사용하는 것을 매우 좋아한다면, 이 판을 이용할 때 몸의 구조가 붕괴되어서는 안 된다. 그렇기 때문에 관찰할 수 있는 다양한 최적의 생체역학과 역동적인 관절 중첩자세-역동성을 고려해야 한다. 이는 운동이 적합한지, 운동을 어떻게 하고 언제 멈출지를 알게 한다. ***판의 경사는 다리의 조직을 변화시키고 그리고 전족부로 바닥을 밟는 것만이 경사를 상쇄시킬 수 있다***는 것을 알면, 불안정한 판 위에서 두 발로 바닥을 밟고 발뒤꿈치는 약간 들고 움직여야 한다는 것이 자명해진다. 이렇게 뒤틀림 관절 경계면이 작동하고 이 경계면이 전족부가 균형을 잃는 것을 중립화 시키는 경계면으로서 기능을 할 수 있다.

● 결론

균형, 조직과 구조의 유지를 구별하는 것이 필요하다. 균형은 움직임의 부재(《휴식상태, 두 개의 힘, 대립되는 두 개의 무게가 같은데서 체계의 안정된 상태; 저울에서 판을 균형 잡히게 함.》 *Larousse* 사전)를 환기시키고 특히 추락하지 않는 것을 상기시킨다.

균형이란 사람이 평형을 유지하는데 다각면에서 무게중심을 유지하는 능력과 일치한다. 구조는 다리를 구성하는 요소들 전체와 일치하고 조직은 변할 수 있고 어느 정도 육체적(생리적)이다. 그렇기 때문에 ***구조조직의 유지(고정)***란 용어를 첨부하는 것이 필요하다. 무게중심을 높게 올려 중력에 저항하는 것으로는 충분하지 않다, (육체와 부합하는) 적절한 방법으로 ***구조조직을 유지하는*** 능력을 지니는 것이 더 필요하다. 앞에서 언급하였듯이, 발뒤꿈치를 들고, ***전족부로 바닥을 밟는 것만이***, 측면으로 기우는 것에 대항하여, 다리구조를 붕괴시키지 않고, 효율적으로 다리를 관리하는 것이다.

그렇기 때문에 이러한 사정을 잘 알면서, 자기수용성 수업은 구조에 반복적인 붕괴를 유발하고 관절 생리를 따르지 않는다는 것을 알면서 수강생이 측면 불균형을 바로 잡기 위해, 헛되이 30분을 보내는 것을 내버려 둘 수 있을까? 무릎관절증으로 고통 받는 사람을 불안정한 판위에 올라가도록 내버려 두어야 하는가? 반복적으로 다리구조가 붕괴되면 결정적으로 이 사람에게 남아있는 약간의 가능성마저도 손상시킨다는 것을 어떻게 생각하지 않을 수 있는가?

불안정한 판위에서 구조조직을 유지하지 못하는데 그리고 이 행위가 무엇과 일치하는지를 모르는데, 이 행위가 어떠한 결과를 낳을지도 모르면서, 불안정한 판위에 올라가게 하는 것은 막 운전면허를 획득한 젊은 운전자에게 산길에서 시속 200km로 속력을 내라는 것과 같다. 또 다른 예를 들어, ***등이 굽은 사람이 불안정한 물건을 등위에 올리면서 등이 펴질 수 있다는 것을 믿을 수 있을까?***

안정성을 어떻게 획득하는가?

조금 전에 지적하였듯이, 안정성 개념을 이해하기 위해 조직개념을 이해해야 한다. 왜냐하면 안정성이 있다는 것은 조직적이다는 것으로는 충분하지 않기 때문이다; 안정성, 균형은, 목표가 아니라, 결과이다. 균형과 안정이 결과로 나타나는, 구조조직의 유지는 기능적인 발로 발달시키면서 이루어지고, 바닥을 밟는 것을 배우면서 이루어지고, 관절의 위치를 잡는 것을 배우면서 이루어지며 그리고 관절을 구성하는 뼈들의 방향을 잡는 것을 배우면서 이루어진다. 또한 역동적인 자세를 취하는 연습을 통해서[1], 그리고 이 연습과 일치하는 적절한 몸짓을 하는 것과 결합하여, 관절의 위치를 제어하는 근육계를 특별히 강화시키고 위치를 측정해야 한다. 이렇게 균형을 유지하는 능력과 불균형을 제어하고 바로잡는 능력을 증대시킬 수 있다. 이러한 능력을 갖추기 위해서는 실질적으로 이론적인 다리구조와 연습방법을 배워야 한다; 더 많은 몸의 각성, 더 많은 의식화, 해부학과 최적의 생체역학 지식의 획득과 움직이는 몸에 대해 더 포괄적으로 접근을 하는 능력 구비. 기능적인 발의 획득은 엎침 또는 뒤침 발을 교정하는 것을 넘어서고 또한 자세, 구조, 골격을 좀 더 효율적으로 유지하는 방법을 제공하는 최적의 생체역학을 강화시키고 결과적으로 움직임에서 안정성과 균형을 증대시킨다.

---

1 이 책과 *달리기와 걷기와 스포츠 기록* 책에서 설명하고 있는 연습은 역동적인 자세를 목표로 한다. 이 원칙과 결합된 전족부로 달리는 기술은, 조직을 유지하고 발달시키는 방법을 제공하고 따라서 안정성, 균형 그리고 정확성을 획득하게 한다.

예를 들어, 발목염좌가 발생하여 재활을 받을 때, 만약 발이 기능적으로 발달되는 것을 배우고 바닥을 밟을 때 방향을 측정하는 것을 배우면, 일상생활에서 이러한 안정성이 유지되고 강화되어 습관적으로 이러한 움직임이 자동적으로 이루어지면서, 몸짓의 일부가 될 때까지 할 수 있다. 스포츠 활동의 범주에서, 최적의 생체역학의 효율성을 발달시킬 수 있다.

최적의 생체역학 – 재활, 예방 그리고 스포츠 활동에서 바닥을 밟는 것을 제어… 심지어는 격투기에서. 발에 관한 포괄적인 접근은 기능적인 최적의 생체역학을 발달시키고, 재발견하게 한다. 발을 구성하고 있는 각 요소는 중요하며 발목관절과 직접적으로, 또는 먼 거리에서 서로 상호작용을 한다. 그렇기 때문에 뒤틀림 관절 복합체와 또한 몸짓, 자세, 바닥을 밟는 기술, 스포츠 활동, 사용하는 도구(신발…)… 등을 고려하는 것이 필요하다. 이러한 사실에서, 발목보호는 다음과 같은 사항에 달려있다:

- 바닥을 밟을 때, 측면 기울기와 발목 돌림과 후족부 돌림에 의해 나타나는 안쪽번짐/가쪽번짐 움직임을 제어하는 측면 근육계 ;
- 인대계와 주머니(capsule) 전체의 탄성. 탄성이 없어지면 움직임을 제약하거나 움직임이 진로에서 벗어난다. 사실, 무릎 굽힘/폄 움직임에서, 가쪽 또는 안쪽 인대 섬유다발 중 한 섬유다발이 탄성을 잃으면, 발목은 직선궤도로 가는 대신에 수축되는 부위로 이동하거나 거의 움직이지 않는다. 이러한 궤도이탈은 발목을 기울어지게 하는 목말 밑 관절에 의해 보완된다. 그렇기 때문에 축에서 올바르게 바닥을 밟는(역동적인 관절 중첩이 바닥 밟는 부위와 연관하여) 연습과 각도를 측정하는 것은 인대계의 탄성을 유지하거나 또는 인대계의 탄성을 발달시킨다(발의 유연성 참조) ;
- 목말 밑 관절을 고정하고 제어 시(목말-발꿈치-발배뼈 복합체) ;
- 바닥에서 다리가 기울어지고 방향이 변하는 것이나 또는 경로를 벗어나는 것을 방지하는 전족부와 후족부 사이의 개별 움직임. 이러한 변화를 감당하지 못하는 딱딱하거나 거의 움직이지 않는 뒤틀림 복합체는 위에 위치한 관절들을 보완한다 ;
- 전족궁의 유동성 ;
- 자세와 몸짓의 결합이 자극을 받지 않는 부위들을 움직이지 않게 하면서 동일한 기능 형태를 재생산한다. 이때 자극을 받지 않는 부위들은 탄성 또는 힘을 잃는다 ;
- 일상생활에서 그리고 스포츠 활동에서 신는 신발유형도 발목보호에 중요한 요인이 된다 ;

여기서 소개된 목록은 절대적인 것은 아니고 여러 요소들의 복잡성, 상호작용을 인지하는데 목표가 있다. 목록에 있는 요소 전체에 영향을 미치는 행위는 어느 정도 단순하고, 발의 유연성과 연관되어 있는 연습을 통해, 적절한 기능적인 발을 발달시키고 유지하는 것으로 요약된다. 이 부위의 안정성을 증대시키기 위해, 또한 달리기에서 전족부로 바닥을 밟으면서 자세-역동의 목표를 결합할 수 있다[1]. 다른 한편으로, 일상생활에서나 스포츠 활동에서 신발을 선택하는 것은 결정적인데 왜냐하면 신발은 발 기능을 변화시킬 수 있고 점진적으로 발의 최적의 생체역학을 딱딱하게 고정시킬 수 있기 때문이다. 따라서 유연하고 바닥에 적합하고, 즉 모든 면에서 변할 수 있는, 앞에서 언급한 최적의 생체역학 부분을 변질시키지 않는 신발을

1 *달리기* 참조

선택하는 것이 매우 중요하다(신발선택의 검사목록 참조). 일반적인 몸짓(걷기)과 위에 설명한 부분들을 구성하는 것이[1] 앞에서 저술한 책들의 목표고 또한 이 책에서 살펴보아야 할 점이다[2].

이러한 행위는 스스로 재활운동을 할 경우, 염좌예방과 신발의 선택에서처럼 스포츠 활동에서 바닥을 밟는 것을 통제하는데 기여하며 또한 일반적인 방법에서 발 기능을 이해하는 수준을 높인다.

목말 밑 관절, 무릎을 보호하는 퓨즈

걸을 때, 걸음이 전개되는 첫 번째 단계 동안, 즉 바닥을 밟는 것이 발뒤꿈치에 집중되어 있을 때, 가쪽번짐이 다리의 나머지 부위에 영향을 주지 않고 발을 벌리는 것은 아직 가능하다. 이 구조를 이해하기 위해, 오른발을 놓고, 발뒤꿈치로 바닥을 밟고, 즉 전족부는 바닥에서 떨어지고 무릎은 약간 굽힌다. 이 자세에서, 발 가쪽번짐과 안쪽번짐 움직임이 발목과 무릎의 위치를 변하게 하지 않는 다는 것을 알 수 있다. 왜냐하면 발은 아직까지 자유롭게 움직일 수 있기 때문이다(그림. 67). 이렇게, 발목과 무릎의 굽힘/폄 각의 방향은 서로 어긋나지 않고, 어떠한 뒤틀림도 무릎에서 발생하지 않는다. 다리의 조직이 무너질 때 목말 밑 관절은 일종의 다리 상부부위를 보호하는 퓨즈처럼 작용한다.

전족부로 바닥을 밟으면, 또한 이 구조는 전족부로 밟고 있은 바닥 주위를 돌 수 있다[3]. 전족부로 달리기를 하는 장점 중 하나는, 다리와 멀리 위치해 있지만, 전족부는 뒤틀림 움직임에서 무릎을 보호하면서, 불안정한 자세와 자세유지의 결함들로 인해 발생하는 결과를 경감시킬 수 있다. 이 구조를 이해하기 위해, 이번에는 전족부로 바닥을 밟고 발뒤꿈치는 약간 든다. 이 자세에서, 안쪽번짐과 가쪽번짐 움직임을 행하면서 밟은 바닥 주위로 전족부를 회전시키면, 이 움직임이 발목과 무릎의 위치를 변하게 하지 않는 다는 것을 알 수 있다(그림. 68). 이러한 현상은 마찰력이 약하거나 또는 바닥을 바르게 눌러 전족부의 회전을 방해하지 않는 경우에만 가능하다. 하지만, 앞의 검사에서와 다르게, 다리는 안쪽으로 이동한다.

1 역동적인 관절 중첩의 최적의 생체역학 원칙.
2 *달리기. 걷기와 스포츠 기록.*
3 하지만, 발 가쪽번짐 움직임은 (움직임이 멈출때까지)불안정한 시간이 된다. 그러나 또한 발의 안쪽 부위로 바닥을 밟으면 엄지발가락 안쪽 가장자리(외번모지가 나타남)에서 움직임이 끝난다. 다른 한편으로, 추진축(발목 폄)은 바깥쪽으로 향한다. 이러한 구조의 반복은 측면근육(측면 종아리근이 덜 움직인다)이 부적합하게 측정되고 유지된다.

그림. 67

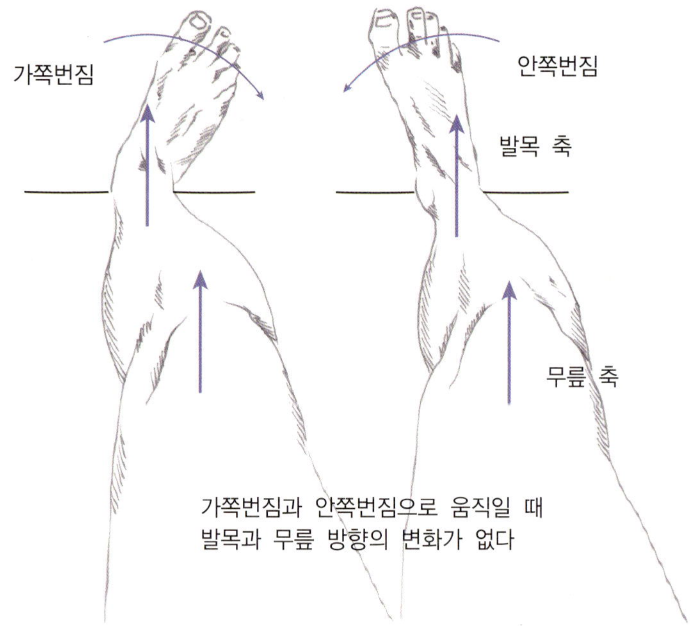
가쪽번짐
안쪽번짐
발목 축
무릎 축
가쪽번짐과 안쪽번짐으로 움직일 때
발목과 무릎 방향의 변화가 없다

그림. 68

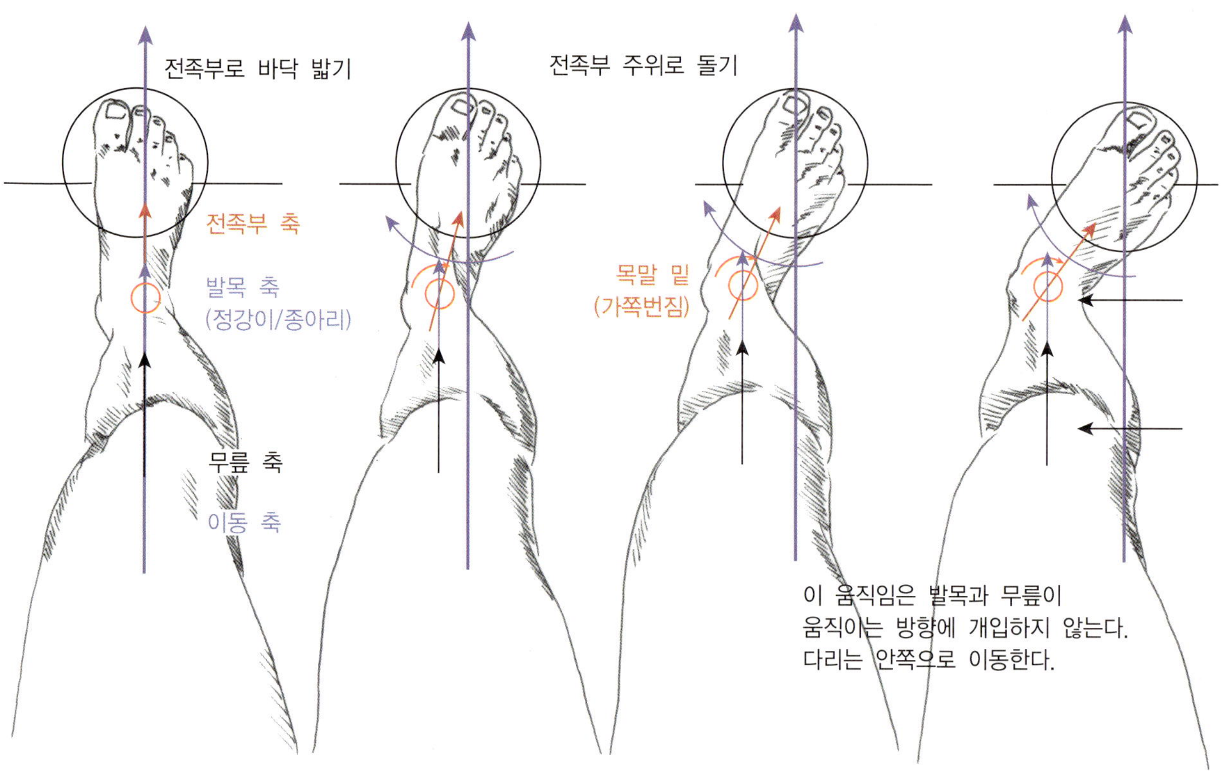
전족부로 바닥 밟기
전족부 주위로 돌기
전족부 축
발목 축
(정강이/종아리)
무릎 축
이동 축
목말 밑
(가쪽번짐)
이 움직임은 발목과 무릎이
움직이는 방향에 개입하지 않는다.
다리는 안쪽으로 이동한다.

전족부로 바닥을 밟고 목말 밑 관절(가쪽번짐/엎침)을 고정하는 데 결함이 있는 경우[1], 움직임의 폭이 작은 경우, 즉 목말 밑 관절 인대와 발목 인대[2]가 부딪히지 않을 정도로 움직임이 크지 않고, 그리고 전족부는 밟은 바닥 주위로 돌 수 있는 경우에는, 후족부는 주로 안쪽과 약간 앞쪽으로 진로를 벗어난다. 이동 축에 비해 발목 축 방향과 무릎 축 방향에는 변화가 없다. 이 구조는 균형을 잃는 경우나 바닥이 울퉁불퉁한 경우(예를 들어, 산의 오솔길), 무릎 뒤틀림이 발생하지 않도록 하는 ***생체 역학적 퓨즈***로 고려할 수 있다. 하지만, 만약 신발이 목말 밑 관절을 움직이지 못하게 하거나 또는 신발이 잘 못 만들어져 발을 올바르게 움직이지 못하거나, 예를 들어, 축구화처럼, 발이 바닥에서 더 이상 돌아가지 않을 경우 이 구조는 사라진다. 판이 박힌 축구화는 전족부 돌림을 제한하고, 게다다 움직임이 발생하지 못하게 한다. 이러한 문제를 인식하는 선수들은 필요에 따라 신발의 판을 자르고 그 부위를 둥근 바닥징으로 갈아 넣기를 주저하지 않는다. 수공업적이고 예외적인 신발의 이러한 변화는 발이 바닥주위로 회전하도록 하고 무릎관절에서 뒤틀림이 나타나는 현상을 줄여준다. 다른 한편으로, 신발의 ***움직임을 막는*** 풀밭에 비교하여 표면이 변형되지 않는 인공적인 땅에서 어떠한가?

이는 역동적인 관절 중첩축의 원칙들과, 역동적인 관절중첩 축, 그리고 퓨즈개념에 대해 말한다. 우리는 몸이 어느정도 적응된 몸짓을 다양하게 변화시킬 수 있다는 것을 의식할 때, 실생활에서 《우연》하게 만들어진 몸짓을 행할 수 있지만, 이렇게 《우연》하게 형성된 몸짓이 자연적인 몸짓이고, 몸에 더 적합한 몸짓이라고 믿는 것 보다, 의식적이고 이성적으로 형성된 몸짓만이 신체구조의 한계성과 신체작용의 유형을 이해하면서 좀 더 몸에 적합한 몸짓으로 개선되도록 한다는 것을 명확하게 알 수 있다. 그러므로 《우연》하게 만들어지는 행동이 자연스럽고, 아주 좋은 것이라고 믿을 필요는 없다. 신체가 제공하는 자세의 변화성은 최대한으로 관절을 보호하고 특히 무릎을 보호하게 된다; 《샌드위치처럼》, 다리 한 가운데에 있는 중개관절인; 무릎관절의 보호와 무릎관절 기능의 효율성은 이 관절의 긴장/압력의 배분에 달려있고 따라서 뒤틀림현상이 나타나는 것을 특히 제한하는 구조에 달려있다.

목말 밑이 퓨즈기능을 할 때, 발목과 무릎 굽힘/폄 축 방향이 보호된다. 따라서 무릎관절을 보호하면서 강도가 약한 불균형에서 움직일 때 또는 바닥에서 움직일 때 목말 밑은 다리의 나머지 부위(발목, 무릎)에 해당되지 않는다. 하지만, 퓨즈는 두 걸음 또는 두 보폭 사이에서 시작될 때만 유용하다.

---

1 바닥을 밟을 때, 목말 밑은 고정되지 않고 발에서 가쪽번짐 움직임이 발생한다.
2 발목관절과 목말 밑 관절은 같은 인대를 가진다는 것을 기억해야 한다.

최적의 생체역학 – 움직임의 조합이 이루어진다: 발이 가쪽번짐이 됨에 따라, 후족부는 기울고 뒤틀림 강도는 줄어든다. 왜냐하면 전족부가 바닥과 접촉을 유지하기 때문이다(그림. 69). 이러한 움직임의 조합이 다리 나머지 부위와 독립적인 동안은, 이러한 움직임의 조합은 발목 축과 무릎 축 방향이 유지되게 한다. 만약 뒤틀림 풀림이 가능하다면 이 구조는 최적이 된다. 하지만, 앞에서 보았듯이 뒤틀림 풀림은 전족부에 비해 수평축에서 발뒤꿈치를 보완하는 작용으로 바깥쪽으로 이동시킨다. 이 구조를 방해하는 딱딱한 신발은 이러한 적응의 부재로 인해 보완의 형태로(정강뼈 안쪽돌림, 무릎 뒤틀림) 다리 나머지 부위에 영향을 준다.

발이 가쪽번짐이 됨에 따라, 뒤틀림 강도는 줄어든다.
이 상황에서 발이 바닥에 최적으로 접촉을 하도록 하면서, 발모양은 편평해진다(뒤틀림 풀림).

이 구조는 모든 뒤틀림으로부터 무릎을 보호한다. 목말 밑을 사용하면 발목과 무릎 관절 방향을 고정하고, 어느 정도, 뒤틀림에서 무릎을 보호한다. 왜냐하면 발 가쪽번짐과 뒤틀림 풀림 움직임은 제한되기 때문이다. 바닥상태에 따라서, 자세의 불안정성에 따라 또는 특별한 제약의 요구에 부응하기 위해서 이 구조들이 정확하게 나타나는 것을 구분하고, 위에서 언급한 요소들이 없어서 목말 밑 관절에서 반복되는 자세를 고정하는 결함을 구분하고 또는 엎침발인 사람에게서 나타나는 결함을 구분하는 것이 필요하다. 첫 번째 경우, 보호구조이고(발뒤꿈치를 포함하여, 발전체는 경계면의 역할을 한다), 두 번째 경우, 자세를 고정하는 결함 그리고, 세 번째 경우, (자세)구조적인 문제이다. 만약 무릎이 보호되면, 바닥을 밟을 때 효율성을 잃는다.

❖ 정강뼈는 두 관절에 속하기 때문에 발목 축과 무릎 축은 독립적이다. 만약 무릎 축의 방향을 측정하면, 발목 방향은 무릎 방향과 비슷하다.

그림. 69

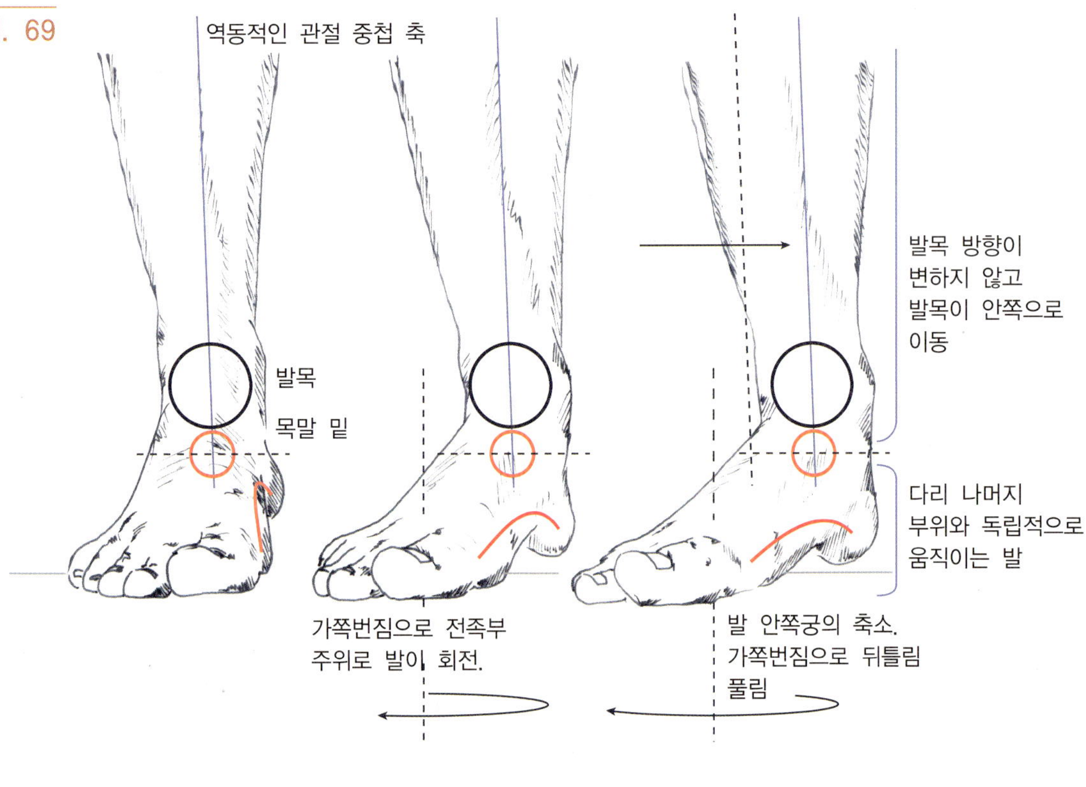

경계면과 관절 퓨즈

요약하면, 갑자기 균형을 잃으면 넘어지지 않기 위해 몸 구조를 재편성해야 한다; 팔을 펴고, 팔꿈치, 다리를 굽히고 그리고 또한 발의 힘을 빼면서 또는 무릎을 굽히면서 바닥을 밟고 있는 다리관절의 위치를 바꾼다… 다리를 구성하고 있는 다양한 관절은 균형을 잃지 않으려고 다리의 재구성에 참여한다. 만약 균형이 유지되면, 몸은 어느 정도 적응한다.

바닥이 경사지거나 그리고/또는 다리(후족부를 포함) 방향이 바뀌고 다리가 기울어 질 때, 뒤틀림 복합체는 전족부가 이러한 변화에 대해 보완하는 구조가 발생시키지 않도록 하면서 어느 정도 다리조직을 변질시키지 않도록 한다. 그리고 ***전족부는 이러한 문제들을 무력화시키는 경계면의 기능을 수행하기 때문에, 뒤틀림 복합체는 퓨즈처럼 인식되지 않는다.***

목말 밑 관절은 순간적인 불균형 또는 심한 경사면이 나타났을 때(예를 들어 산길)의 결과를 보완할 수 있기 때문에 ***퓨즈***이다. 가쪽번짐 또는 안쪽번짐 발생하는데 따라 전족부가 회전할 수 있고 또는 발이 회전할 수 있고. 예를 들어, 이는 육지에 난 길에서 가능한데, 움직임은 정강뼈 축과 넙다리뼈 축의 방향을 변화시키지 않고, 무릎에서 뒤틀림을 발생시키지 않는다. 이러한 경우, 무릎관절은 보호된다. 반대로, 만약 전족부가 밟은 바닥에서 회전이 발생하지 않으면, 다리전체는, 다른 보완움직임이 생기면서 붕괴된다.

무릎돌림(무릎 뒤틀림, 정강뼈와 넙다리뼈 사이에서 돌림 움직임)은 순간적인 불균형에서 몸 조직을 붕괴 시키면서 일시적으로 대처할 수 있는 퓨즈이다. 넙다리뼈(가쪽돌림) 아래에서 정강뼈 돌림은 무릎을 측면으로 벗어나게 하고 끊임없이 몸 조직을 무너트리지 않으면서 불균형에 대처하기 위해 움직일 수 있는 가능성의 폭을 높인다.

결론

《퓨즈》는 매 걸음마다 일관성 있게 작동되어서는 안되고 단지 필요한 경우에만 작동되어야 한다. 균형을 잃었을 때 순간적으로 몸 구조를 붕괴시키면서 균형을 되찾는 것과 매 걸음마다 구조를 붕괴시키는 것과는 구별해야 한다. 다음과 같은 문장에 의해 이 문제를 요약할 수 있다; 몸짓을 분석할 때, 이러한 구조를 사용하는 것을 피할 수 없는가? 또는 자세-역동 결함에서 기인하는가? 조직의 결함에서 기인하는가? 그리고 움직임에서 몸 제어에서 기인하는가? 또는 부적합한 장비의 착용에서 기인하는가를 밝혀야 한다.

7장 다리의 또 다른 개념

발

그러니까 발은, 뒤틀림의 관절 경계선 주위에서 관절로 연결되는 전족부와 후족부, 이 2 부위로써 명확하게 인식해야 한다; 아마 이름까지 바꾸어야 하지 않을까… 이 2 부위에서 움직임은 발목, 무릎 또는 엉덩이 움직임처럼 중요하다. 왜냐하면 뒤틀림 복합체는 완전한 관절(관절 복합체)이고, 전족부와 후족부는 서로 구별되는 부분이다. 이렇게 생각하면, 발의 구조와 발의 기능은 또 다른 의미이고 또 다른 차원이 된다.

다리

다리 구조는 발을 중심으로 해서 다리의 나머지 부위에 어떤 이점이 있는가? 또한 어떤 공헌을 하는가?

다리는 연속적으로 다음과 같은 관절로 위에서 아래로 구성된다: 엉덩이, 무릎, 발목, 목말 밑 그리고 뒤틀림 관절 복합체(뒤틀림 관절 경계선).

최적의 생체역학

관절을 구성하는 뼈 모양에 의해 결정되는 각각의 관절은 고유한 움직임이 있다.

- 둥근 모양인 엉덩뼈는 모든 방향으로 움직이고 그리고 굽힘/폄, 안쪽돌림/가쪽돌림, 모음/벌림 움직임이 있다. 발이 바닥을 밟는 면에 따라, 엉덩 관절은 골반보다는 넙다리뼈를 움직이고 이와 반대이면 넙다리뼈보다는 골반을 움직인다.
- 무릎은 굽힘/폄 그리고 안쪽돌림/가쪽돌림 움직임을 한다. 발이 바닥을 밟는 면에 따라, 무릎 관절은 넙다리뼈보다는 정강뼈(정강뼈와 종아리뼈)를 움직이고 그리고 그와 반대이면 정강뼈보다는 넙다리뼈를 움직인다.
- 발목은 굽힘/폄 움직임을 한다.
  발이 바닥을 밟는 면에 따라, 이 관절은 정강뼈(정강뼈와 종아리뼈)보다는 발을 움직이고 그 반대이면 발보다는 정강뼈를 움직인다.

- 목말 밑 관절은 후족부가 안쪽번짐 또는 가쪽번짐 움직임을 가능하게 하는 여러 방향으로 움직임들이 결합된다. 전통적으로, 목말 밑 움직임은 Henké축 주위로 묘사된다. 하지만 수직축에서 움직임을 묘사하는 것이 더 설득력이 있다.
- 뒤틀림 복합체는 뒤틀림과 뒤틀림 풀림 움직임을 행하면서 후족부보다는 전족부를 움직이고 이와 반대이면 전족부보다는 후족부를 움직인다.

이렇게 소개된, 관절의 연속성은 대단한 것이 아니다; 반면에, 관절기능에 따라 재편성하면, ***기능적인 전체***라고 부를 수 있는 관절집단을 형성한다. 예를 들어, 앞으로 이동할 때, 엉덩이, 무릎과 발목을 서로 연결하고 앞으로 나아가기 위해 굽힘/폄 움직임을 결합한다. 이렇게 다른 관절들은 앞으로 나아가기 위해 기능적인 전체를 형성한다.

다른 한편으로, 이 전체의 생체 역학적 실효성(효율)은 ***전체***를 구성하고 있는 관절들의 정렬의 질에 달려있다[1]. 이러한 질은 관절이 서로 서로 정렬된 위치와 관련되어 있고 다리로 바닥을 밟을 때 이 정열의 유지에 관련된다. ***바닥을 밟고 있는 다리조직의 유지에 대해 말할 것이다.***

최적의 생체역학 – 관절위치의 원칙

구조 조직 개념을 도입하면서, 무릎 관절에 가해지는 압력/긴장의 배분은 전두면(정면)에서 전체관절들이 서로 어떻게 위치하느냐에 달려 있다. 좀 더 구체적으로 말해서, 거울 앞에 서서, 양발을 가지런히 하고, 앞으로 약간 벌려, 오른 발을 앞에 두고, 삼중으로 굽히고, 발뒤꿈치는 바닥에 놓고 체중의 20%를 오른 발에 옮긴다. (엉덩이를 움직이면서)무릎을 안쪽으로 또는 바깥쪽으로 이동하면서 관절들의 위치를 변하게 할 수 있다. 이 연습을 하면, 또한 (목말 밑 관절을 움직이면서)발목을 안쪽으로 또는 바깥쪽으로 이동하면서 이 위치를 바꿀 수 있게 된다. 즉, 똑같이 바닥을 밟더라고, 위치를 다양하게 변화시키는 것이 가능한데, 여기서 다리 조직 개념이 탄생한다. 하지만, 관절들이 (발꿈치뼈, 뒤–아래 가장자리에서 중앙, 역동적인 관절 중첩축(역동적인 관철 중첩))엉덩이와 발뒤꿈치를 통과하는 축에 위치할 때만이, 이러한 유일한 정렬이 다른 관절들 사이에서 압력/긴장이 발생할 때 최적의 배분을 확실히 실행한다.
이 축에서 멀어질수록, 관절에서 압력배분이 더 변하게 된다. 관절에서 특히 무릎에서 제약이 변하는 것을 인지하기 위해 앞 다리에 체중을 증가시키는 것으로 충분하다.

관절생리학은 모든 관절 사이에서 관절들의 위치와 역동적인 관절 중첩축과 관절들과의 위치에 의거한다.

1 관절조직은 크게 불안정한 상태를 바로잡기 위해서만 변해야 한다. 왜냐하면 관절전체가 정렬이 되었을 때(역동적인 관절 중첩) 다리 기능이 최적화 된다.

❖ 다리에 대한 전체적인 이해와 접근방법은 다리를 구성하고 있는 다양한 관절들이 최적의 기능으로 발전할 수 있는 방법들을 제공한다. 다리를 구성하는 이 요소들 전체가 서로 밀접한 상호관계속에서 결합하기 때문에, 이 요소들에서 한 요소를 독립적으로 조절하는 것으로 축소할 수 없다.

스포츠 활동에서 자세를 유지하고, 정열을 유지하고, 관절을 유지하는 것은 복잡하다. 왜냐하면, 바닥을 밟을 때, 측면기울기 (전두면)와 다리 방향(수평면)은 항상 변하기 쉽기 때문이다. 따라서 다리가 바닥과 일치해야 한다. 모래처럼 변형될 수 있는 움직이는 바닥 외에, 기울기와 방향의 변화에 따라 다리를 조정을 해야 하는데, 만약 하나 또는 여러 개의 관절이 자극을 받으면 이러한 조정을 할 수 있게 된다. 발뒤꿈치를 바닥에 놓고, 다리의 방향과 기울기를 변화시키면, 다리조직의 정렬을 흩어지면서, 목말 밑 관절과 무릎관절이 균형을 잡는다. 반면에, 발뒤꿈치를 들면, 뒤틀림 복합체는 전족부가 다리의 나머지부위와 분리될 수 있도록 한다. 이렇게 (뒤꿈치를 포함)다리 전체는 다리조직을 유지하도록 하면서 목말 밑 관절과 무릎관절을 자극시키지 않고, 전족부와 엉덩이 주위로 돌 수 있게 된다; 이 전체는 앞에서 설명한 (엉덩이, 무릎, 발목) *움직일 수 있는 기능적인 총체*이다. 이렇게, 다리가 어떠한 방향으로 향하든 다리가 어떻게 기울어지든 그리고 조직의 균형을 유지하면서, 전족부는 경계면의 역할을 수행한다.

발목관절에서 발이 분리되는 분할적인 개념의 다리라는 생각을 벗어나, 이제는 후족부는 다리에 포함되고 전족부는 경계면이 되는 더 ***기능적인*** 개념의 다리로 인식해야 할 것이다(그림. 70).

바닥을 전족부로 밟고 있는 다리 모양의 변화

앞에서 지적하였듯이, 발모양의 변화는 전족부와 후족부 사이에서 발생하는 뒤틀림 움직임의 결과이다. 뒤틀림이 증가하면, 발은 움푹 들어가고 짧아지고, 반대로, 뒤틀림이 줄어들면, 발은 편평해지고 늘어난다. 동시에, 뒤틀림이 증가하면 전족부에 비해서 발뒤꿈치는 안쪽으로 벗어나고 뒤틀림이 줄어들면 발뒤꿈치는 바깥쪽으로 벗어난다. 따라서 바닥을 밟는 방법에 따라 발모양은 지속적으로 변한다. 하지만, 발모양은 변하지 않거나 또는 거의 변하지 않는다는 것이 일반적으로 받아들여지는 생각이다.

바닥을 전족부로 밟을 때와 발이 기능적이 될 때, 발이 변형되는 3 가지 형태가 있다[1]:

– 발 방향이 변할 때,
– 다리 측면기울기가 변할 때,
– 바닥 경사의 기울기 정도에 따라.

1 우리가 생각하고 있는 고정된 발 모양과 뒤틀림이 어느 정도 정해진 엎침 편평발 개념과 뒤침 편평발 개념은 여기서 제외한다.

그림. 70

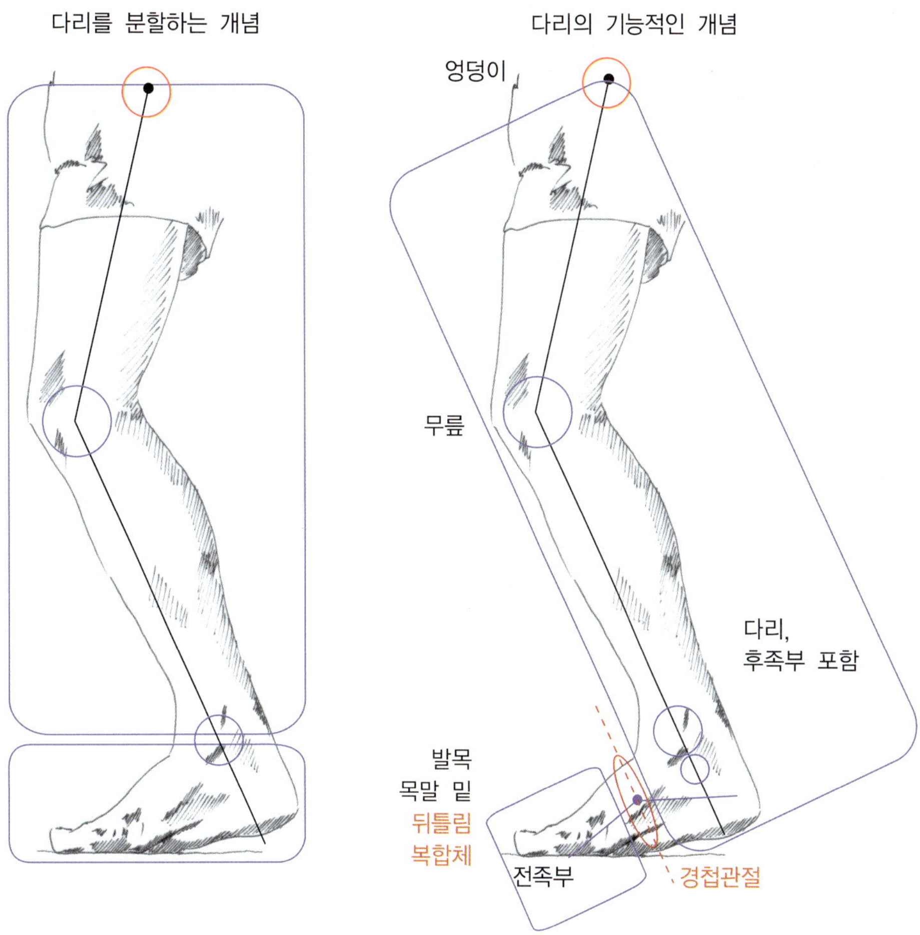

그림. 71

바닥을 전족부로 밟을 때 오른발(밑에서 본 모습)
발모양의 변화

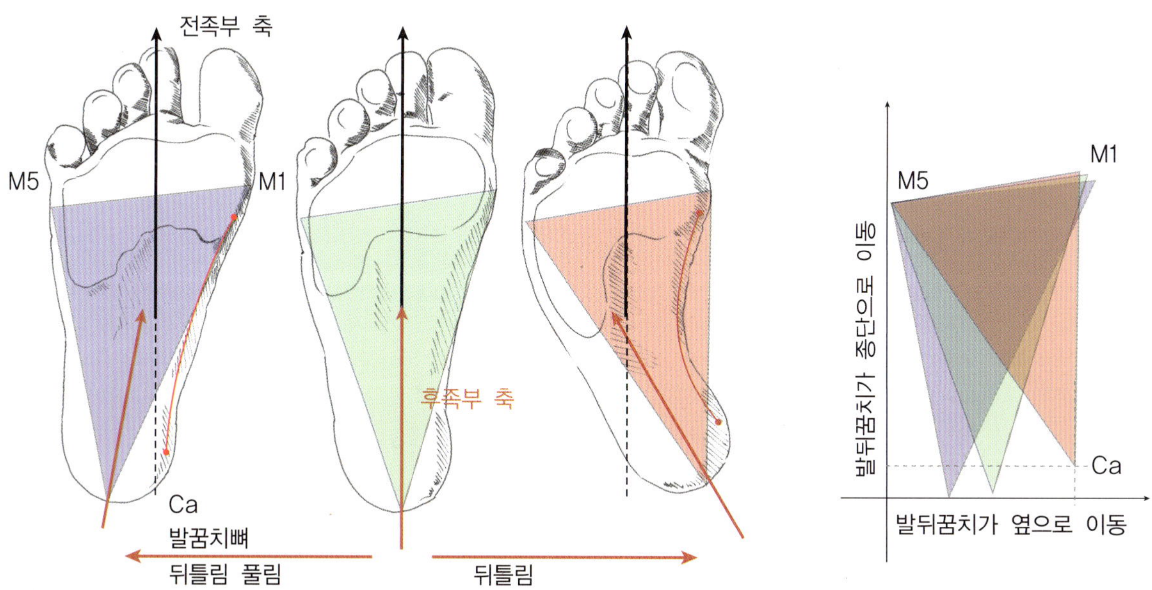

그림에서 이 3 가지의 경우는 확실히 서로 결합할 수 있다. 발모양의 변화는 밀리미터로 측정하지는 않고 센티미터로 측정하지만 발모양의 변화가 없으면 《해로운》 것으로 고려해야 한다. 왜냐하면 발모양이 변화 하지 않다는 것은 다리조직이 변형된 결과임을 나타내고, 그리고 이러한 사실에서, 다리를 구성하고 있는 관절(목말 밑, 발목, 무릎, 엉덩이)에서 압력배분이 달라진 결과이기 때문이다. 발모양의 변화는 기능적인 최적의 생체역학을 미리 보여주고 있다; 즉, 훌륭한 성과를 내고 예방의 근원인, 효율적이고 생리적으로 바닥을 밟는 이러한 걸음을 발달시키는 주요한 요인이다.

뒤틀림 강도의 변화는 공간의 3면에서 발모양을 변하게 한다:

- 뒤틀림 강도가 증가할수록, 발은 더 움푹 파이게 되고(푸른 삼각형), 발뒤꿈치는 안쪽으로 이동하고 발길이는 짧아진다;
- 뒤틀림 강도가 줄어들수록, 발 안쪽궁은 편평해지고(붉은 삼각형), 발뒤꿈치는 가쪽으로 이동하고 발길이는 늘어난다;
- 뒤틀림 강도가 증가할수록, 발뒤꿈치의 수직축은 가쪽으로 이동한다. 반대로, 뒤틀림 풀림 움직임에서, 수직축을 통과한 후, 발뒤꿈치는 안쪽으로 기운다.

발 전체모양은 바닥을 밟는 유형에 따라 변한다. 첫째와 다섯째 발허리뼈 머리에 의해 삼각형이 형성된다. 뒤틀림 강도에 따라 뒤틀림 비율이 많아지면 발꿈치뼈의 꼭대기(발뒤꿈치)는 모양이 바뀐다. ***발뒤꿈치는 발길이의 38~43% 옆으로 이동한다***(그림. 71). 이렇게 묘사된 경우, 밑에서 보았을 때, 중립적인 위치에서 발길이가 26cm가 되는 발의 경우, 발뒤꿈치 중앙은 옆으로 11cm 이동한다.

그림. 72

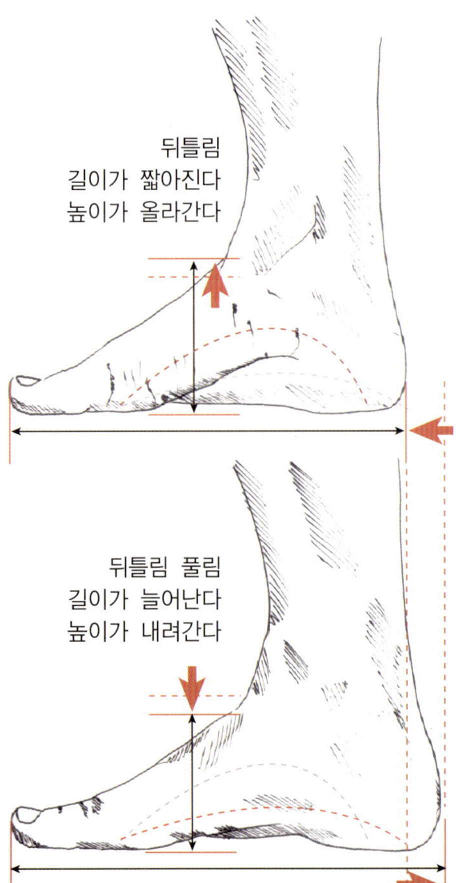

안쪽궁에서 발 높이는, 발목, 1,1cm(+또는- 3mm)(그림. 72) 정도 변한다.

발모양의 변화와 발모양이 변하는데 필요한 공간은 발이 기능적으로 그리고 최적의 생체 역학적으로 걷기 위해서는 필요불가결한 조건이다. 만약 외부적 요소가 발모양이 변할 수 있는 다양한 요인들 중 하나를 막는다면, 바로 뒤틀림 구조 전체가 제한되고, 결과적으로 다리의 기능을 변질시킨다.

- ➪ ***다리 방향 변화로 인해 생기는 발모양의 변화***(그림 73, 74). 무게중심은 바닥을 밟고 있는 부위 위에서 유지되고, 다리는 바닥에 고정된 전족부 주위로 돈다. 전족부로 바닥을 밟으면, 다리 안쪽돌림은 발뒤꿈치를 바깥쪽으로 이동시키고 안쪽궁은 편평해진다(뒤틀림이 줄어들음). 반대로, 다리가 가쪽돌림을 하면, 다시 말해 무릎이 바깥쪽으로 향하면, 발뒤꿈치는 안쪽으로 이동하고 안쪽궁은 움푹 파인다(뒤틀림이 증가).
- ➪ ***다리 측면기울기의 변화로 인해 생기는 발모양의 변화***(그림. 75). 무게중심은 바닥을 밟는 부위에서 멀어지고, 예를 들어 샤세 걸음이나 교차걸음을 할 때 나타나는 모양이다. 전족부로 바닥을 밟으면, 다리 안쪽기울기는 발뒤꿈치를 바깥쪽으로 이동시키고 안쪽궁은 편평해진다(뒤틀림이 줄어듬). 반대로, 다리가 가쪽기울기가 되면, 발뒤꿈치는 안쪽으로 이동하고 안쪽궁은 움푹 파인다(뒤틀림이 증가).

그림. 73

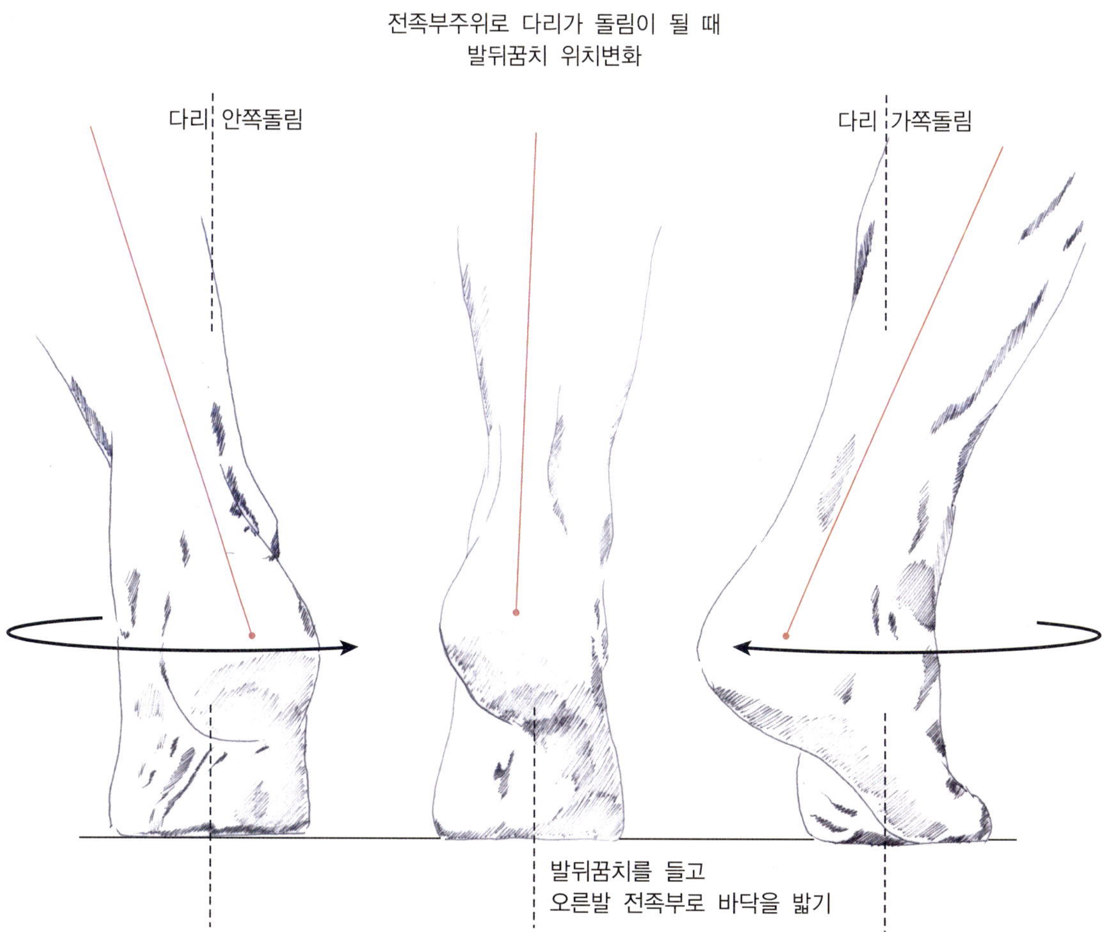

그림. 74

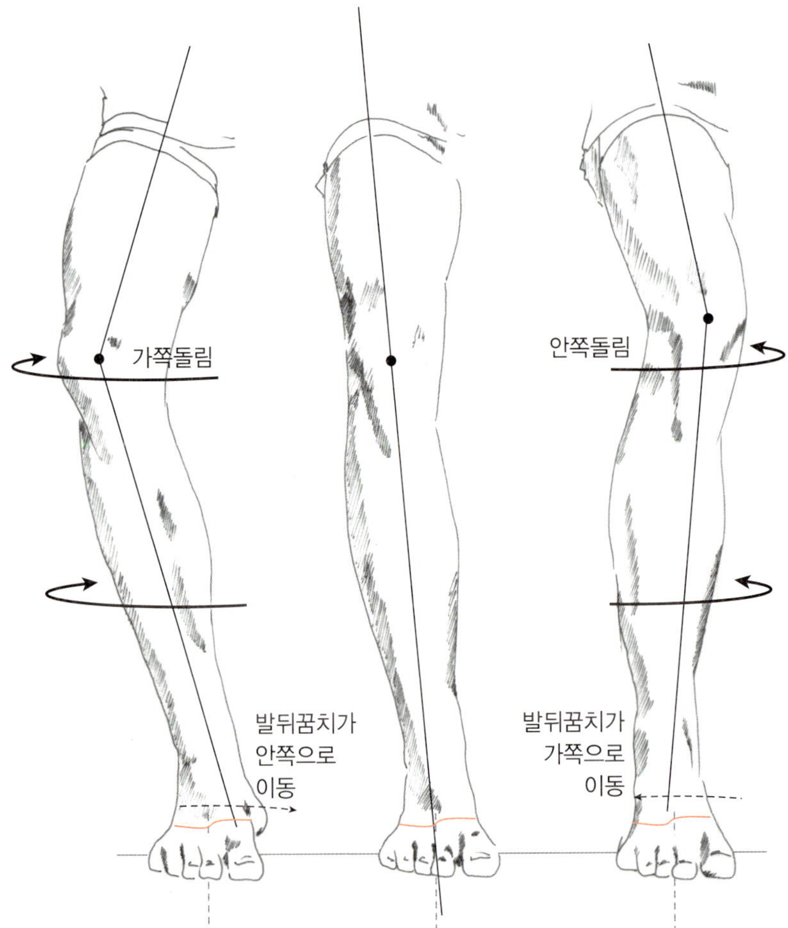

그림. 75

전족부 주위에서 다리(후족부 포함) 기울기

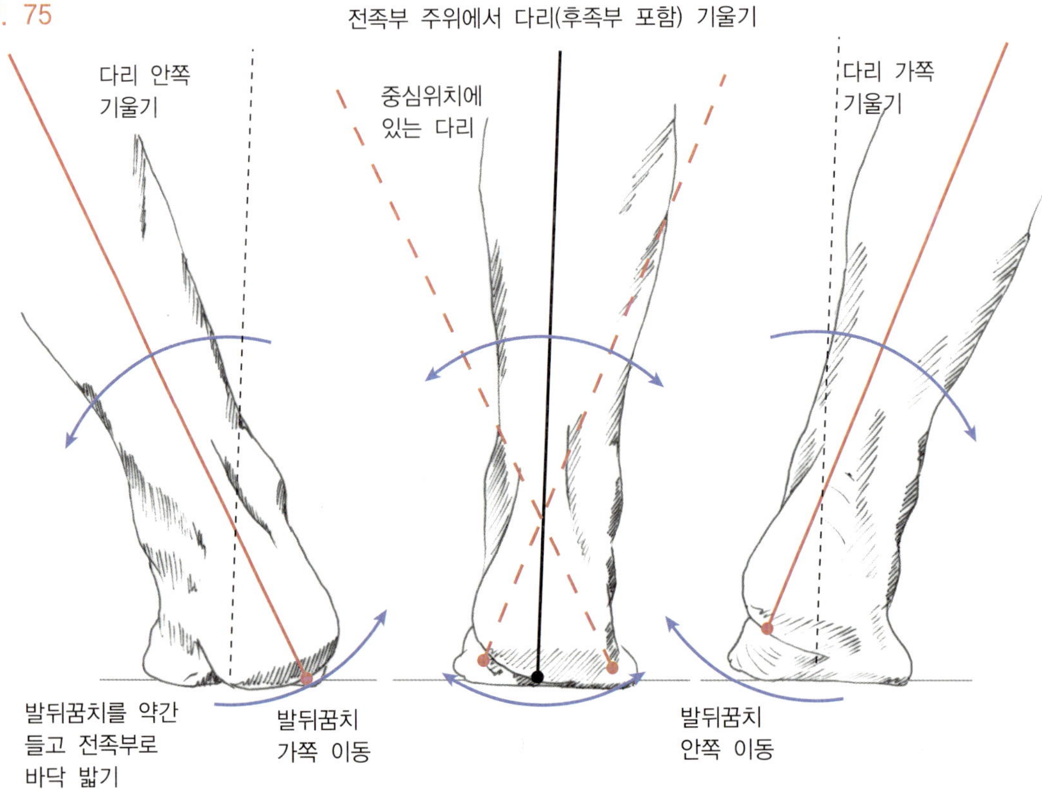

무엇을 기억해야 하나?

- 발모양은 고정되어 있지 않다.
- 안쪽궁 모양은 끊임없이 변한다.
- 발 모양은 제약 없이 변해야 한다.
- 뒤틀림 복합체는 전족부가 바닥과 다리사이에서 경계면의 기능을 할 수 있도록 한다.

최적의 생체역학 – 다리와 뒤틀림 관절 복합체의 최적의 생체역학적인 면이 역동적인 관절 중첩 원칙들과 결합하면서 중요성을 지닌다. 이러한 의미에서 전족부와 후족부 사이에서 독립성의 개념은 우선적으로 특별한 흥미를 지니지 않는다. 이 구조를 이해하였을 때, 몸짓이 어떠하든 간에 또는 기울어지면서 바닥을 밟는다 하더라도, 관절이 중첩되는 것을 유지할 수 있고 또한 몸짓을 최상으로 할 수 있고 관절생리학의 중요성을 인식하면서 관절생리학을 준수할 수 있게 한다. 이 구조는 바닥을 밟을 때 관절이 움직일 수 있는 가능성을 가지도록 한다(그림. 36, 73, 74, 75).

❖ 안쪽궁

전통적으로 안쪽궁을 고정하는 것은 중요하고 이 고정되는 것이 지속적이어야 한다고 받아들여졌다. 그런데, *안쪽궁은 전족부와 후족부 사이에서 뒤틀림 강도로 나타나는 결과에 불과하다는 것과 뒤틀림 강도는 앞에서 언급한 다양한 변수에 의해 변한다는 것을 이해하면, 갑자기 안쪽궁에 대한 흥미를 잃게 되는데 왜냐하면 안쪽궁을 관찰하는 순간에 안쪽궁은 뒤틀림 강도를 표현하는 것에 지나지 않기 때문이다.*

무릎 각이 지나치게 굽어지는 것을 교정하기 위해 달리기하는 사람의 신발에 깔창을 깔아야 하나요? 물론, 아니다. 그는 *기술적인 결함*을 교정하는 것을 배워야 한다. 전족부와 후족부 사이에서 뒤틀림 강도도 마찬가지이다; 발(전족부/후족부)은 고정되어서는 안 된다, 사용하는 몸짓과 바닥모양에 따라 유동적이어야 한다. 이 관절에서 유동성이 없으면 바닥을 밟는 정확도에 영향을 주고 위와 아래에 있는 구조 조직과 부딪친다.

또한 전족부와 후족부 사이에서 발생하는 움직임은
무릎, 발목 또는 엉덩이 움직임처럼 중요하다…

안쪽궁은 미터원기가 아니라, 안쪽궁은 고정되어 있지 않은 채 움직여야 한다. **전족부와 후족부의 독립성은 전족부가 경계면의 역할을 하도록 한다(그림. 76).**

그림. 76

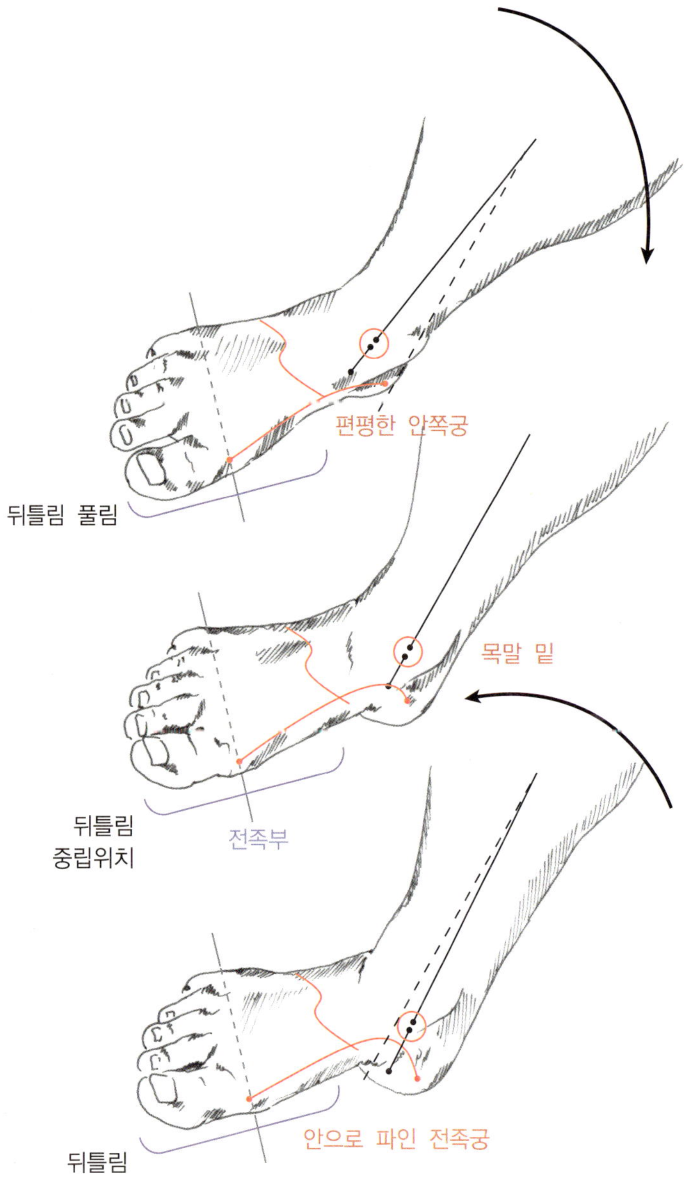

발가락

● 자세 조절장치

정적인 자세와 서있는 자세에서, 맨발로 발뒤꿈치를 바닥에서 약간 들면, 즉 전족부로 바닥을 밟고, 바닥에서 접합면이 전족부에만 집중되기 때문에 접합면은 매우 줄어든다. 바닥과 접한 발가락은 어느 정도 자세에 따라 자극받는다. 이러한 의미에서 자세가 바르고 효율적일수록, 발가락을 덜 사용한다. 반대로, 자세가 바르지 않으면, 바닥을 밟는 주위에서 몸을 통제하지 못해 몸이 흔들리고, 자세결함을 보상하기 위해 발가락을 더 많이 사용한다. 이러한 범주에서, ***발가락은 자세 조절장치이고***, 좀 더 명확하게 말해서,

발가락 굽힘근은 순간적으로 몸의 균형이 무너졌을 때 균형을 바로잡기 위해서만 정확하게 작용하지만, 이러한 자세에서 발가락을 계속 굽히고 있으면 안 되고, 발가락을 계속 굽히고 있으면 발에 쥐가 발생할 수 있다. 천천히 옆으로, 앞으로, 뒤로 움직이면서, 자세를 조절하기 위해 발가락을 사용하는데 집중하면서 양발을 붙이고 또는 벌린다… 발가락이 덜 자극을 받을수록, 자세가 바르다. 이는 지침들인데, 즉 발가락을 이완하려고 노력하는 것은 도움이 되지 않지만, 반면에, 자연스러운 이완은, 또는 굽힘근의 약한 수축, 자세가 효율적이다라는 것을 나타낸다; 위에서 언급한 다른 지침들 중 하나이다.

● 걷고, 달리는 범주에서

발가락 작용을 좀 더 잘 이해하기 위해, 맨발로, 벽 앞에서 양발을 벌리는데 발가락 부위를 좀 더 많이 벌리고 왼발을 오른발보다 더 앞으로 놓고, 양손을 벽에 댄다. 왼발은 바닥에 편평하게 두고, 오른발이 벌린 정도에 따라 오른발 뒤꿈치를 어느 정도 든다. 오른다리를 후퇴시키면서 오른발이 점진적으로 더 벌어지게 한다. 이 자세에서, 벽을 미는 듯이 오른다리를 민다.

- 발허리뼈 머리에서 나타나는 제약과 발가락에서 나타나는 제약을 구별하고 의식한다.
- 이 자세에서, 발가락을 들고 오른다리로 미는 힘을 증가시키고, 그 후 발가락이 자유롭게 움직이도록 두고 난 후, 발가락이 바닥을 향해 《돌진하도록 하면서》 미는 동작을 마친다. 그리고 발가락을 움직이지 않고 미는 것(걷기)이 효율적인지 아니지를 평가하고 발가락작용이 지배적인지 또는 아닌지를 평가한다.
- 또한 발가락 수축이 다리와 발에서 보완적인 수축이 발생하는지 평가한다.

이 연습을 통해 밀착/움켜잡기/압력이 근본적으로 발허리뼈 머리에 집중되고 발가락은 중요하지 않다는 것을 인식하여야 하고, 발가락이 바닥을 누르는 부위가 되어 바닥을 파듯이 밑으로 밀면 발허리뼈 머리에는 힘이 들어가지 않아 발가락으로 움켜잡기를 올바르게 할 수 없다는 것을 느낄 때까지 연습을 한다, 여기서 딱딱한 바닥위에 있다는 것을 잊어서는 안 되고, 부드러운 바닥에서 행하는 것과 다른 구조가 작용한다는 것을 잊어서는 안 된다. 어쩌든 간에, 바닥을 밟는 것은 근본적으로 발가락에서가 아니라 발허리뼈 머리에서 이루어진다는 것을 기억해야 한다.

발가락을 인식하였고, 맨발로 딱딱한 바닥위에 걸을 때 걸음이 진행되는 동안 발가락을 약간 띄운 상태를 유지할 정도로 발가락의 작용을 변화시키고 이 행위가 몸짓에 미치는 영향을 기록한다. 또한 걸음이 진행하는 동안 자연스럽게 압력이 발가락에 배분되는데, 이 압력은 발가락에 어떠한 영향도 못 미친다는 것을 인지한다.

비록 속도 때문에 발의 움직임을 잘 인지하지 못한다 하더라도 전족부로 바닥을 밟으면서 달린다. 앞서 실험한 것처럼 벽을 밀면서 발가락에서 발생하는 수축과 발이 다향하게 기울어지는 것을 인지한다. 위에서처럼, 의도적으로 발가락의 압력, 발가락으로 바닥을 움켜잡는 힘을 변화시킨다. 다양한 속도로 걷고 짧은 거리를 전력질주해서 달린다. 발가락은 발 움직임을 따른다는 것을 알 수 있고, 즉 발가락은 바닥에 비해서 발의 기울기에 적응하지만 합리적으로 도움이 되지 않는다. 하지만, 전력질주를 시작할 때나 또는 속도를 변화시킬 때, 발가락은 더 많이 움직인다.

기억해야 할 점: 발가락은 바닥과 접촉하고 발의 움직임에 따라 움직인다. 움직임을 보완하고 불균형을 바로 잡기위해 필요하다면 발가락은 움직임에 관여한다… 좋은 신발은 걸을 때 발가락이 생리적으로 굽힘/폄 움직임을 할 수 있게 하는 신발이다.

❖ 걸음의 진행되는 과정은 종단으로 행해진다. 다시 말해서 발이 옆으로 기울어지지 않고, 가쪽궁위에 있기 위해 가쪽으로 기울고, 전족궁을 통과하여 엄지발가락에 도달하기 위해 발은 안쪽으로 기운다; 바로 발모양이 변하기 때문에 걸을 때 발은 이러한 여러 다른 부위를 거친다. 이러한 과정은 움직임에서 발생하는 것이 아니라 그 결과이다.

결론

바닥과 다리사이에, 기능적인 경계면이 없이 바닥을 밟으면, 다리가 옆으로 기울게 되면 다리정렬을 변화시키고 그리고, 이러한 사실에서, 관절의 접합과 중첩의 상태가 변한다. 그렇기 때문에 걸음걸이의 효율성을 높이고 잘못된 걸음걸이로부터 예방을 하기위해, 움직임이 어떠하던 간에 바닥과 다리에서 ***기능적인 경계면***이 필요하다. 이 경계면은 최적의 접합을 유지하는 방법으로 또한 효율적으로 바닥을 밟는 것을 모색하게 한다. 기능적인 발의 발달은 엎침 발 또는 뒤침 발을 교정하는 단순한 행위에 멈추지 않고, 바닥을 밟는 다리의 전체적인 역동성의 정확성을 결정한다.

8장
기능적인 발과 바닥 밟기

뒤틀림 복합체의 작동

발이 공중에 있는 동안, 발뒤꿈치와는 별개로 (뒤틀림 복합체를 자극하면서) 전족부를 의도적으로 움직일 수 있고 이렇게 바닥이 기우는 정도에 따라 전족궁의 방향을 정할 수 있다. 이러한 능력은 점차적으로 발달하여 우리는 이 능력을 지니게 된다. 다음에 설명할 것이지만, 이러한 능력은 발을 바닥에 최적으로 밟을 수 있게 한다. 하지만, 신발을 지속적으로 신으면 이러한 능력이 변질되고 뒤틀림이 어느 정도 고정될 수 있다. 오늘날, 대부분의 사람들은, **전족부와 후족부사이의 유동성이 고정되어 있다.**

전족부로 바닥을 밟으면서 달리기의 유용성

발이 바닥을 밟기 전 단계(그림. 77, 17)에서, 발이 바닥을 밟는 정확성과 다리의 측면 안정성은 엉덩이, 무릎, 목말 밑 관절(목말–발꿈치–발배뼈 복합체)과 뒤틀림 복합체(뒤틀림 관절 경계선)의 방향에 달려있다. 전족부와 후족부사이 뒤틀림 움직임은 경계면의 역할을 하기 때문에 완전한 움직임으로 간주되어야 한다. 이렇게, 맨발로 또는 유동성이 있는 신발을 신고 달리기를 할 때(맨발, 전족부로 바닥을 밟는 기술), 발이 공중에 있는 단계에서 뒤틀림 강도를 가장 정확하게 조절할 수 있고, 바닥을 밟는 정확성을 높이면서, 바로 전족부로 바닥을 밟을 수 있다.

Qr. 17

최적의 생체역학 – 공중에 있는 단계에서 다리조직을 어떻게 구성하느냐가 결정적인 요소로 작용한다. 효율성이 최적으로 되기 위해, 또한 몸이 옆으로 흔들리는 것을 최소화 하기위해, 무게 중심점에서 최대한으로 가까운 지점에 바닥을 밟아야 한다. 이렇게 후족부의 방향이 측정되고 유지되면, 다리 나머지 부위의 연장선에 있는 발뒤꿈치 수직축은 바닥에서 몇 도 정도(3/5°) 기운다. 이 몇 도 기울기는, 습관적인 움직임이든 의도적인 움직임이든, 바닥과 평행으로 전족부의 방향을 정하는 뒤틀림 복합체가 담당한다.

그림. 77

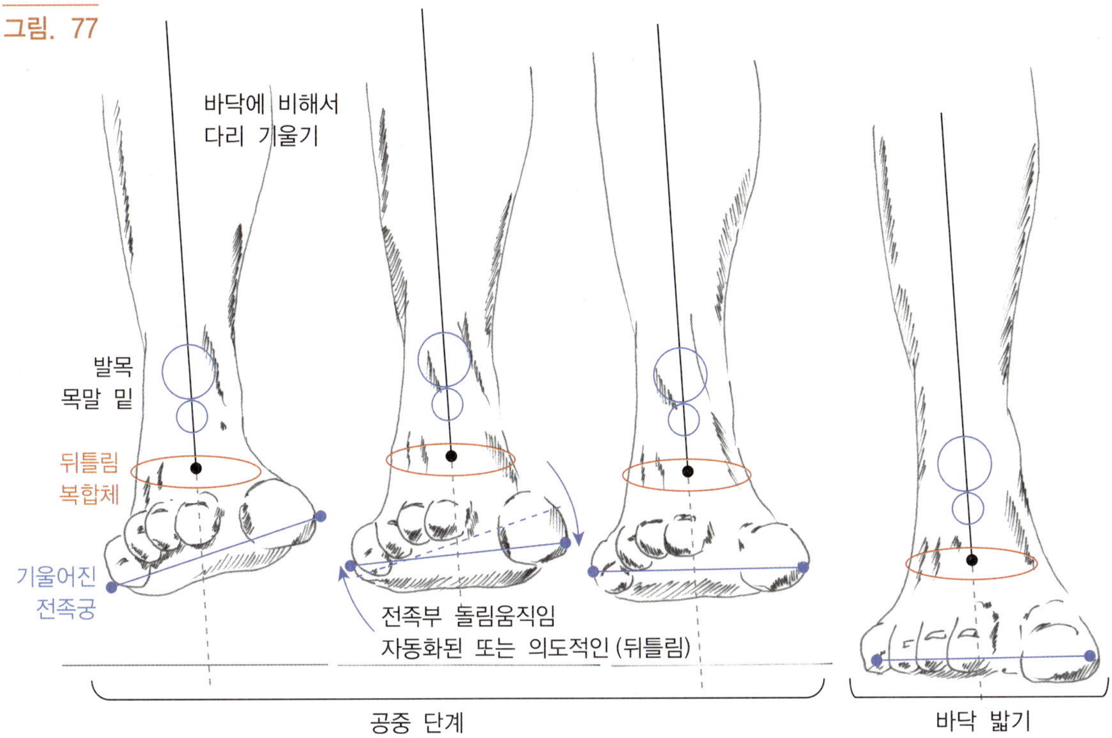

❖ ***집에서 맨발인 상태에서 (발뒤꿈치를 바닥에 놓지 않고 가볍게 바닥을 스치듯이) 전족부로 바닥을 밟으면서 걷는 것은*** 전족부와 후족부를 분리하는 능력을 발달시키는데 매우 좋은 연습법이다.

● 무엇을 지향해야 하는가?

- 후족부 방향을 측정하고, 중립자세에서, 가쪽번짐이나 안쪽번짐 없이.
- 걷기에서 공중단계가 시작되자마자 측정된 무의식적인 뒤틀림 강도.
- 바닥 밟기 전 단계에서 후족부와는 독립적으로 전족궁 방향을 조절.
- 무게중심 가까이에서 바닥을 밟기.
- 바닥을 밟자마자 후족부를 고정.

미리 요구된

- 목말 밑 관절을 고정.
- 발목, 목말 밑과 뒤틀림 복합체 움직임을 분리.
- 뒤틀림 복합체 유연성.
- 전족궁의 유연성 – 발허리뼈 유동성.

현명하게 걷기, 이 책에서 제안하는 연습법과 일련의 동작들은 다리의 다양한 요소들을 발전시키는 방법을 제공하고 따라서 바닥을 조절하면서 밟을 수 있는 ***기능적인 발***이 될 수 있는 방법을 제공한다. 다른 최적의 생체역학적 매개변수와 전족부로 달리는 유용성을 위해, ***달리기 - 최적의 생체역학적 자세, 기록***을 참조할 것을 권유한다.

최적의 생체역학 - 발을 조절하는 능력은 반복, 규칙, 시간과 정확성을 요구한다. 측정된 전족부로 바닥을 반복적으로 밟는 것은, 전족부와 후족부의 움직임을 분리하는 것을 용이하게 하면서, 동시에 뒤틀림 관절 경계선의 분리를 용이하게 하면서, 점진적으로 전족궁과 뒤틀림 복합체를 유연하게 한다. 다른 한편으로, 전족부로 바닥을 밟는 것은, 만약 이 밟기가 조절된다면, 근섬유와 정강이근(이 근육은 발목을 고정시키고, 불안정한 자세를 예방)을 강화시키고 방향을 측정하고 또한 뒤틀림 강도를 교정한다. 전족부와 후족부를 독립적으로 움직이게 하기 위해 이 다양한 요소들을 습득하는 것이 필요하다. 여기에 발 안쪽번짐/가쪽번짐 움직임을 단순히 통제하는 것을 넘어 종아리근과 정강이근 수축을 분리하는 능력이 부가된다. 이 근육들은 다관절이라는 사실을 상기하는 것이 유용한데, 즉 이 근육들은 동시에 여러 관절에 영향을 준다: 발목(굽힘/폄), 목말 밑(안쪽번짐(정강근)/가쪽번짐(측면 종아리근), 뒤틀림 관절 경계선 (안쪽돌림/가쪽돌림).

후족부는 뒤정강근에 의해 유지되고 종아리근은 전족부를 회전시킨다; 이 두 개의 근육군이, 공동작용으로, 동시에 수축된다 (그림. 78).

그림. 78

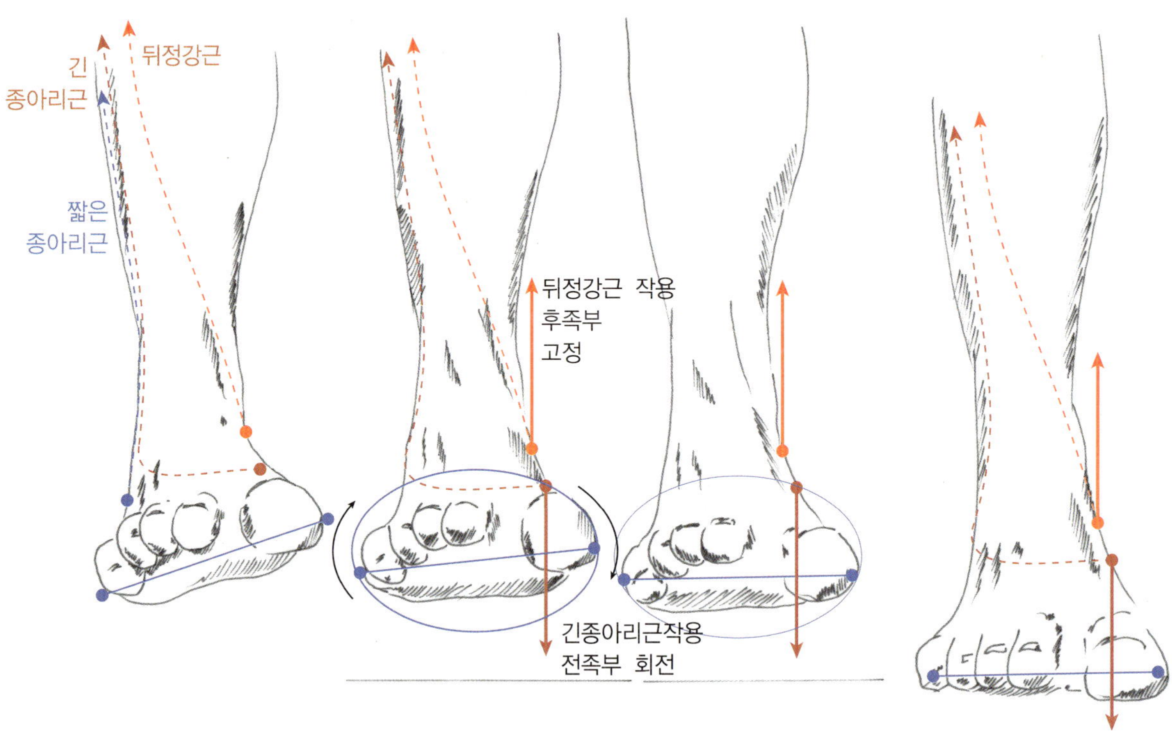

❖ 공중 단계에서, 후족부는 뒤정강근에 의해 유지되고, 전족부의 의도적인 뒤틀림 움직임은 종아리근 수축에 지배를 받는다. 이러한 작용을 이해하기 위해, 다리 가쪽면을 관찰한다. 발가락 공동 폄근은, 전족궁의 가쪽부위를 들면서, 이 수축작용에 참여하고 엄지발가락 폄근은 이완된다. 게다가, 다섯째 발가락 벌림근과 첫째 발가락 모음근 수축이, 바닥과 닿은 면을 넓히면서, 규칙적으로 전족궁을 조절하는데 참여한다. 첫째와 다섯째 발가락은 다른 발가락에 비해 가쪽으로 벌어지고 낮아진다.

주의 **- 무의식적인 뒤틀림 강도**

움직이는 몸짓에 따라, 전족부와 후족부 사이에서 어느 정도 큰 뒤틀림의 강도가 무의식적으로 나타난다 (그림. 79). 후족부 방향을 측정하면, 전족궁은 바닥에 비해 어느 정도 기운다. 그렇기 때문에 중립위치에서 가까운 ***무의식적인 뒤틀림 강도***를 아는 것이 필요하다. 이는 걷거나 달리기에서 전족궁이 바닥과 평행이 되도록 하거나 평행에 가까워지거나 그리고 이렇게 하여 몸이 균형을 잃지 않고 효율적으로 바닥을 밟도록 한다.

그림. 79

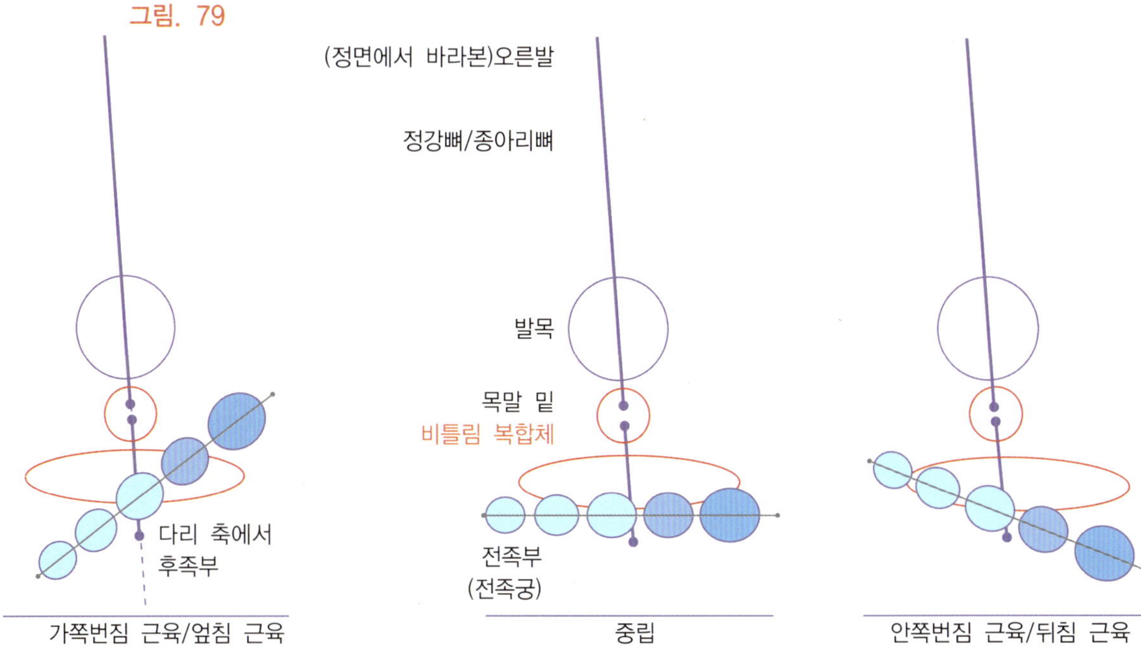

● 뒤틀림 복합체 긴장

이 영역을 살펴보기 전에, ***긴장상태***에 대해 정의를 내려야 한다. 정의를 내리기 위해, 주먹을 최대한으로 강하게 쥐고 난 후 주먹을 점진적으로 이완한다. 이렇게, 손가락의 위치를 변화시키지 않거나 또는 약간만 변화시켜, 주먹을 어느 정도 강하게 하면서 손가락 굽힘근의 긴장상태를 강화시키거나 줄인다. 만약 샌드백이나 무른 백을 주먹으로 치면, 주먹이 충격을 흡수하기 위해 주먹의 긴장 상태가 변하게 된다. 따라서 (샌드백을 치는 경우)주먹이 충격으로 인해 탈구되지 않는다.

발이 공중에 있는 단계에서, 뒤틀림 복합체를 움직이는 근육들의 긴장상태는 변할 수 있고 이렇게 관절 복합체는 어느 정도 딱딱해질 수 있다. 이 긴장상태는 전족부 경계면의 움직임을 결정하고 바닥을 밟을 때 적응력의 강도를 결정한다. 만약 관절 복합체가 지나치게 긴장되면, 전족부는 바닥 모양에 적응하지 못하고 전족궁은 막대기처럼 딱딱해진다.

전족부로 바닥을 밟는 것을 배우고, 무의식적으로 바닥을 밟는 것을 제어 할 때 까지, (전족부와 후족부)발을 딱딱하게 하는 기능을 이해하고 발의 긴장상태를 통제하는 것은 매우 중요한 요소이다. 전족궁을 제어할 수 없으면 바닥을 밟을 때 불안정해지고 압력이 균등하게 배분되지 않는다.

걸을 때 뒤틀림 복합체의 유용성

바닥의 경사와 다리가 기우는 것에 따라 뒤틀림 강도를 조절하는 것은 바닥을 효율적으로 밟는 것, 즉 안정성을 결정한다. 다른 한편으로, 이 단계에서 작용하는 다양한 근육들 사이에서 긴장의 배분과 걸음걸이의 결과로 생기는 무의식적인 발의 뒤틀림 강도가 있고, 또 다른 한편으로는, 걸음이 진행되는 동안 (의지적이든 무의식적이든) 뒤틀림 강도의 조절이 있다. 맨발로, 발뒤꿈치로 바닥을 밟기 전과 밟은 후에, 전족궁이 바닥에 잘 적응하기 위해 전족부 방향을 정확하게 조절하는 것이 가능하다. 이렇게, 발 전체가 바닥과 접촉하면, 삼각대 모양의 발이 안정성이 있고, 몸의 나머지 부분은 울퉁불퉁한 바닥에서 오는 불안정함에 영향을 받지 않는다. 왜냐하면 이러한 불안정이 중화되고, 뒤정강근의 작용이 제한되기 때문이다. 이렇게 조절하는 능력은 에너지 소모를 줄이고 몸이 균형을 잃는 것을 보완하기 위해 작용하는 구조를 줄여주는 결과가 된다.

하지만, 걸을 때, 바닥을 밟을 때에, 발뒤꿈치가 바닥에 닿는 것이 전족부 경계면의 작용을 늦춘다. 바닥을 밟을 때 바닥의 경사는 중화되지 않는데, 이는 목말 밑 관절을 움직이게 하는 위험을 동반하여 측면근육계에 스트레스를 증가시킨다.

전족궁의 방향 조절. 발뒤꿈치를 고정시키고, 전족부는 바닥과 평행되게 놓는다(그림. 80).

전족궁의 방향 조절(3/4 보임). 발뒤꿈치를 고정시키고, 전족부는 바닥과 평행되게 놓는다. 목말 밑 관절은 움직이지 않는다. 바닥을 밟는 과정이 최적의 상태가 된다(그림. 81).

● 무엇을 지향해야 하는가?

- 방향이 측정된 후족부.
- 무게중심 가까이에 있는 지점에 바닥을 밟기.
- 걸음이 진행되는 동안 후족부를 고정; 발목이 측면으로 기울어서는 안 된다. 걷는 동안,

그림. 80

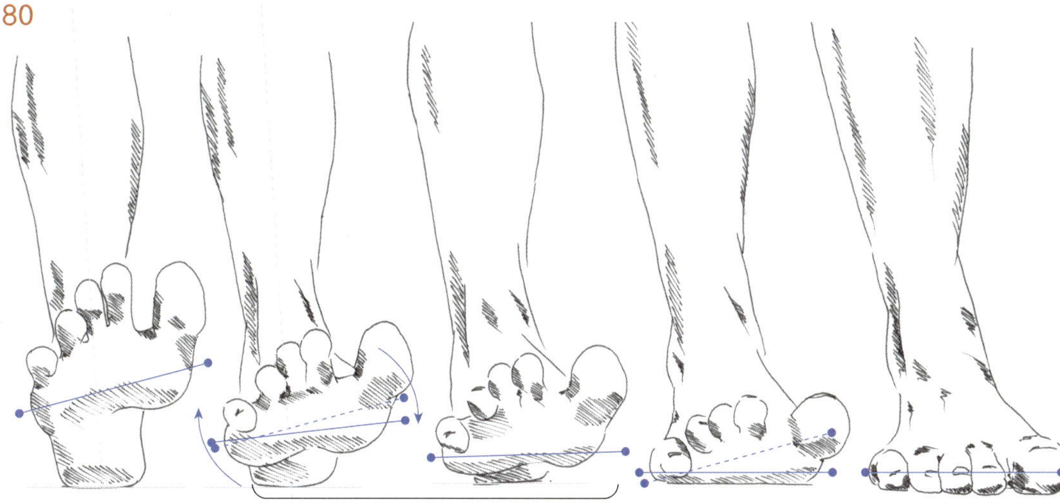

그림. 81

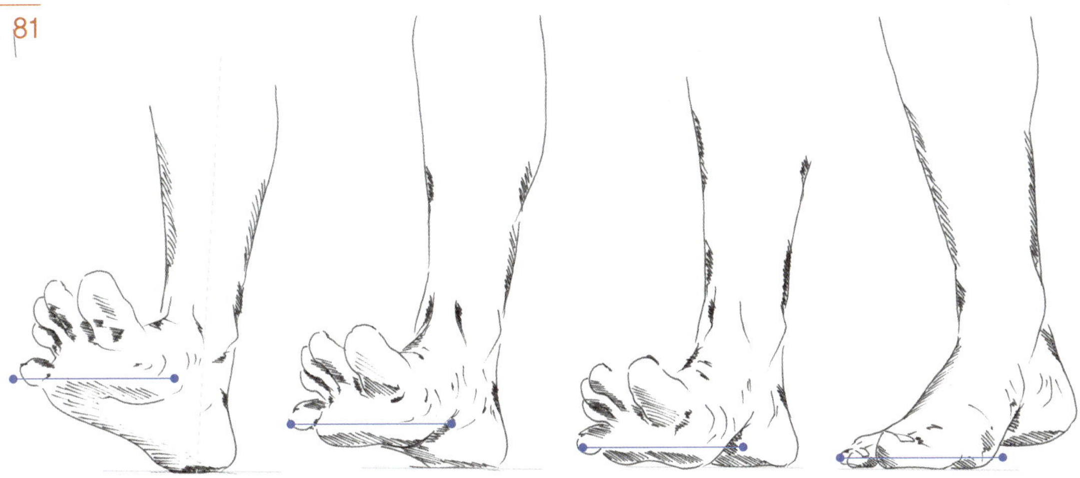

그림. 82

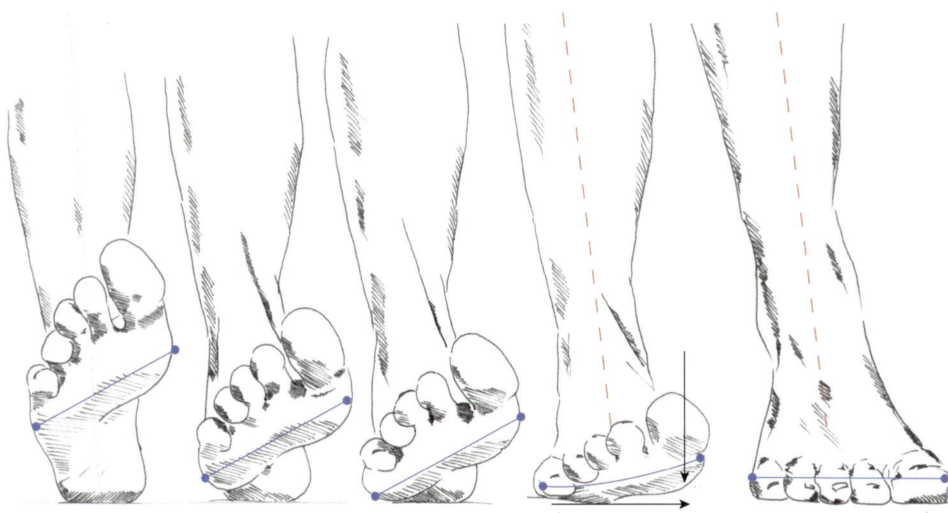

바닥을 밟는 단계에서, 목말 밑 관절은 후족부 위치를 고정시킨다. 관절의 가동범위를 벗어난 《울퉁불퉁한》 바닥이 있거나 또는 균형을 잃었을 경우 관절움직임은 퓨즈처럼 된다.

- 후족부와 독립적으로 전족부의 방향 조절. 일단 기능적인 발이 되도록, 의도적으로 (목말 밑을 움직이지 않고)뒤틀림 관절 경계선을 움직이면서 발이 바닥과 수평이 될 때 까지 뒤틀림의 강도를 조절한다. 전족부와 후족부 사이를 분리하는 능력은 하루아침에 이루어지지 않을 뿐만 아니라 오늘날에는 이러한 능력을 획득하는 것도 쉽지 않다.

걷는데 다른 최적의 생체역학 매개변수는, ***걷기와 스포츠 기록***에서 참조할 것을 권유한다.

전족궁 펴기(3/4 보임). 전족부를 약간 기울게 놓고 전족궁은 가쪽에서 안쪽으로 전체 발허리뼈 머리가 바닥을 누를 때까지 편다(그림. 82/83 – 목말 밑 관절을 움직이지 않고 전족궁 펴기. 전족부를 약간 기울게 놓는다). 후족부는 움직이지 않는다.

❖ **걷기** – 맨발로 걷는 것과 맨발로 달리는 것은 《최상의》 생체 역학적 발로 발달시킨다고 말하고 한다. 일부분은 사실이지만 이것으로는 충분하지 않다. 단지 맨발로 걷거나 맨발로 달린다는 사실 만으로 ***기능적인 발***이 되는 것을 보장하지 않는다. ***발의 작용을 이해하지 못하고 인지하지 못한다면, 발을 어떻게 놓고, 발을 어떻게 펴야하고, 무엇을 시도해야 하는지와 발을 어떻게 배치하는 방법을***… 다른 관점에서, 맨발인 사실은 발 작용을 구속하고/제한하고/방향을 정하지 못하도록 하는 것은 아니다; 각 뼈는 움직일 수 있고, 각 근육은 쉽게 수축할 수 있다. 하지만 신발을 신지 않고 맨발로 걸으면, 바닥을 효율적으로 밟으면서, 최상의 걸음걸이가 된다는 것을 보장하지 않는다. 이러한 의미에서, 같은 상황에서, 바닥을 밟는데 아주 많은 방법이 있지만 단 하나의 방법만이 효율적이다. 발이 바닥을 밟을 때 발에서 이 상황의 정보를 전달해주는 요소들이 있는가? 없다.

그림. 83

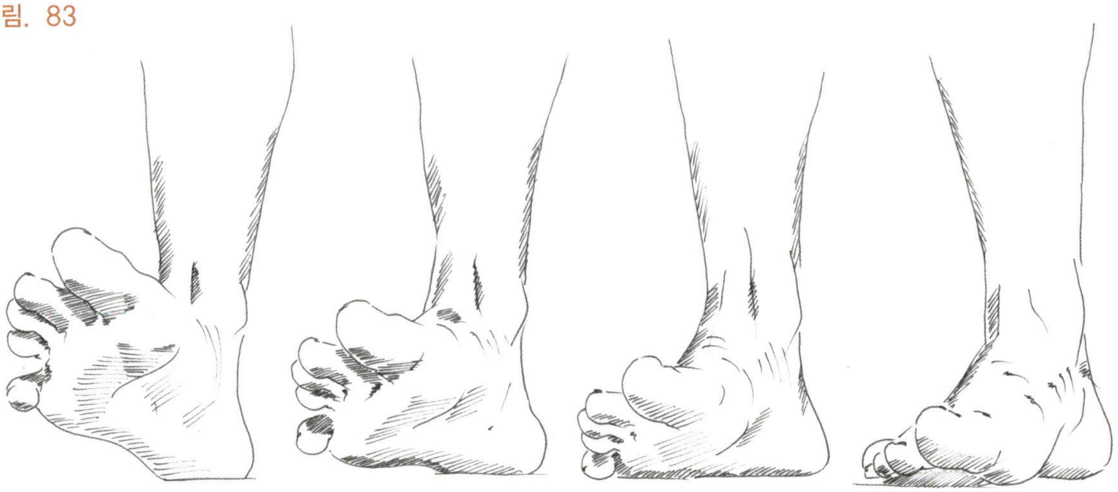

바닥에 발을 놓는 과정에서는? 없다. 무의식적으로, 다른 발 앞에 발을 놓기만 할 뿐이고, 이러한 걸음은 자동적으로 이루어진다. 따라서 자동화된 몸짓은 무의식적이고, 반드시 최적의 걸음걸이는 아니고, 적합한 걸음걸이든 아니든 간에, 자동화된 몸짓의 표현을 ***자연스러운 몸짓***이라고 잘못 부르고 있다. 하지만 이러한 습관적으로 걷는 발걸음이 기능적인 발로 발전하는 것과 어떤 연관이 있는가? 단지 습관적으로 걷는 몸짓(걸음)은 매 걸음마다 엎침 발 또는 뒤침 발이 되는 잘못된 자세를 유지하고, 또 전족부 경계면의 작용을 억제한다.

몸짓은 발 작용을 측정하고, 발 작용은 몸짓에 영향을 준다 (**그림.** 84). 발 작용을 의식하고 이해하면, 발을 어디에 놓는지, 무엇을 지향해야 하는지 알 수 있고 시도해야 하는 방법과 발을 자유자재로 쓰는 방법을 찾을 수 있다(의식적인 행위).

그림. 84

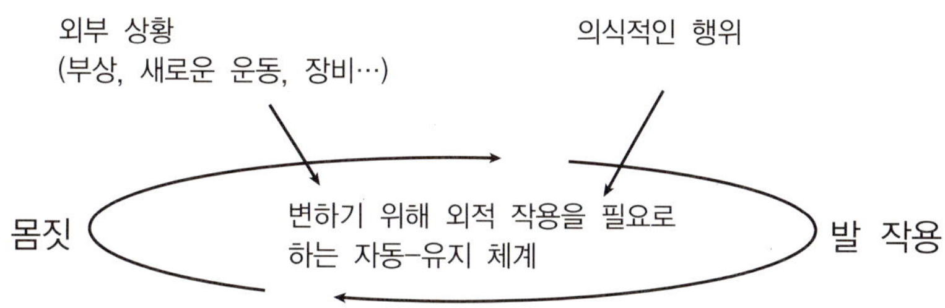

스포츠 활동에서 유용성

● 스포츠 활동에서 바닥 밟기

(바닥을 밟기를 필요로 하는)어떠한 스포츠 종목이라 할지라도, 바닥 밟기는 거의 다 유사하다. 바닥을 밟을 때 다리가 옆으로 기울어지면 바닥을 밟는 것에 주의할 것이고, 다리는 바닥과 평행이 되지 않는다(샤세, 페널티킥, 직접 프리킥에서… 바닥을 발이 휘어지게 밟는다). 여러 가지 가능성이 있다: 발뒤꿈치로 바닥을 밟기, 발을 편평하게 해서 바닥을 밟기 또는 전족부로 바닥을 밟기. 이러한 다양한 전략은 각 전략에 부합하는 적합한 생체역학이 발생한다. 전족부로 바닥을 밟으면 장딴지가 바닥에서 오는 충격을 효율적으로 완화시켜, 발뒤꿈치가 바닥을 밟지 않도록 한다(이 사실을 이해하기 위해 발뒤꿈치로 제자리 뛰기를 하면 된다). 다른 한편으로, 발과 바닥사이에서 평행이 되지 않으면, 충격을 없애거나 또는 발 구조조직에 충격을 주면서, 하나 또는 여러 개의 관절이 충격을 받는다.

● 전족부로 바닥을 밟기와 전족부 경계면의 움직임

전족부로 바닥을 밟는 기술은 다리가 기울어져 바닥과 발이 수평이 되지 못하는 것을 방지하고 또한 불안정하게 바닥을 밟을 때 다리조직을 유지시킨다. 후족부와 독립적으로 전족부의 회전은 발의 뒤틀림을 증가시킨다; 안쪽궁은 안으로 파이고 발뒤꿈치는 안쪽으로 이동한다. 다리가 더 많이 기울어질수록, 안쪽궁이 많이 안으로 파이고 발뒤꿈치는, 골격이 움직일 수 있는 범위 안에서, 안쪽으로 더 많이 이동한다.

다른 한편으로, 일단 바닥을 밟으면, 전족부 경계면은 다리 방향을 바뀌게 하거나 또는 다리 기울기를 변화시킨다. 전족부로 바닥을 밟는 것과 결합한, 기능적인 발은 구조의 조직을 변질시키지 않고 더 많은 행동의 가능성과 함께 효율적인 최적의 생체역학을 발달시킨다(그림. 85).

그림. 85

전족부는 바닥을 밟고 후족부는 고정

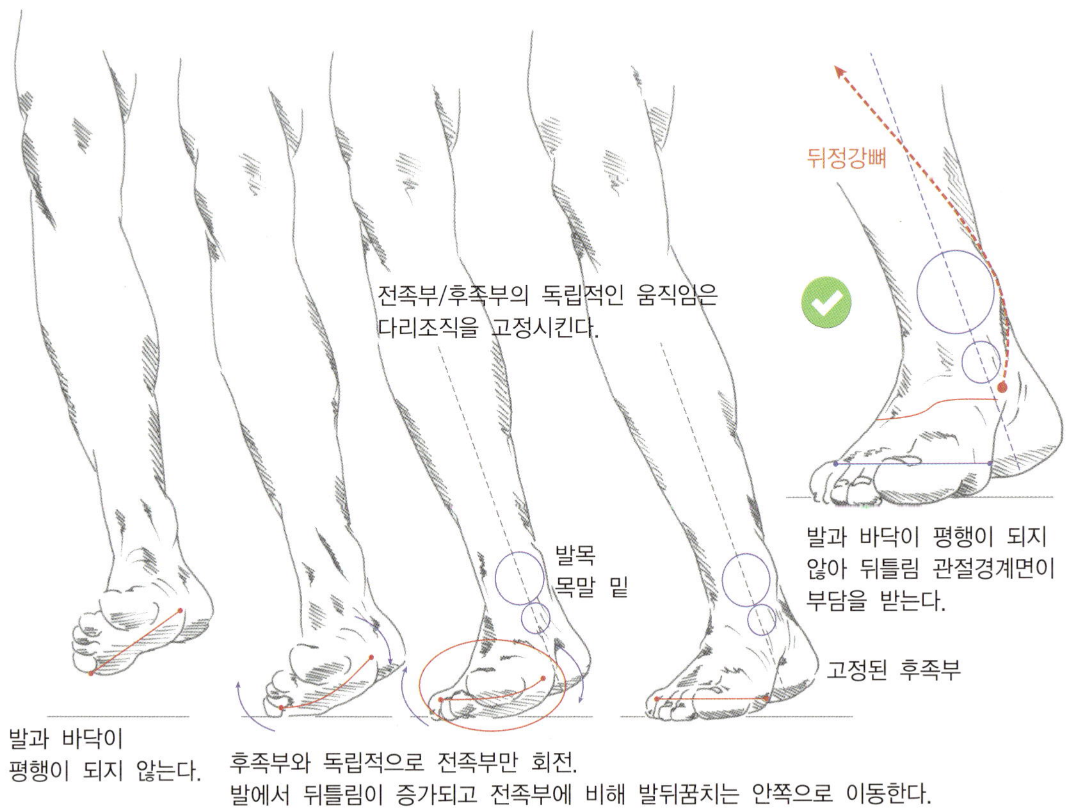

발뒤꿈치로 바닥 밟기와 고정되지 않는 후족부

발뒤꿈치로 바닥 밟기는 발이 지면을 평행되게 밟는 것을 효율적으로 해주지는 않는다. 전족부는 경계면의 역할을 할 수 없고 바닥과 전족부를 평행되게 방향을 잡아줄 수 없는데, 바로 목말 밑이 발을 안쪽으로 기울게 하면서 이 기능을 수행한다. 이렇게, 발전체는 바닥과 평행이 되지만 다리 골격조직은 붕괴된다. 왜냐하면, 목말 밑 관절의 모양 때문에, 후족부 기울기(가쪽번짐/엎침)는 다리 안쪽돌림을 동반하기 때문이다. 발목은 바닥을 밟는 안쪽으로 벗어나고 무릎은 돌아간다(외번족). **무릎이 안으로 들어가는 움직임과 발 가쪽번짐 움직임은 인대나 뼈가 부딪치게 되면 멈춘다. 장기적으로, 이 몸짓을 반복하게 되면 관절에 나쁜 영향을 준다**(그림. 86).

그림. 86 발뒤꿈치로 바닥 밟기와 고정되지 않은 후족부

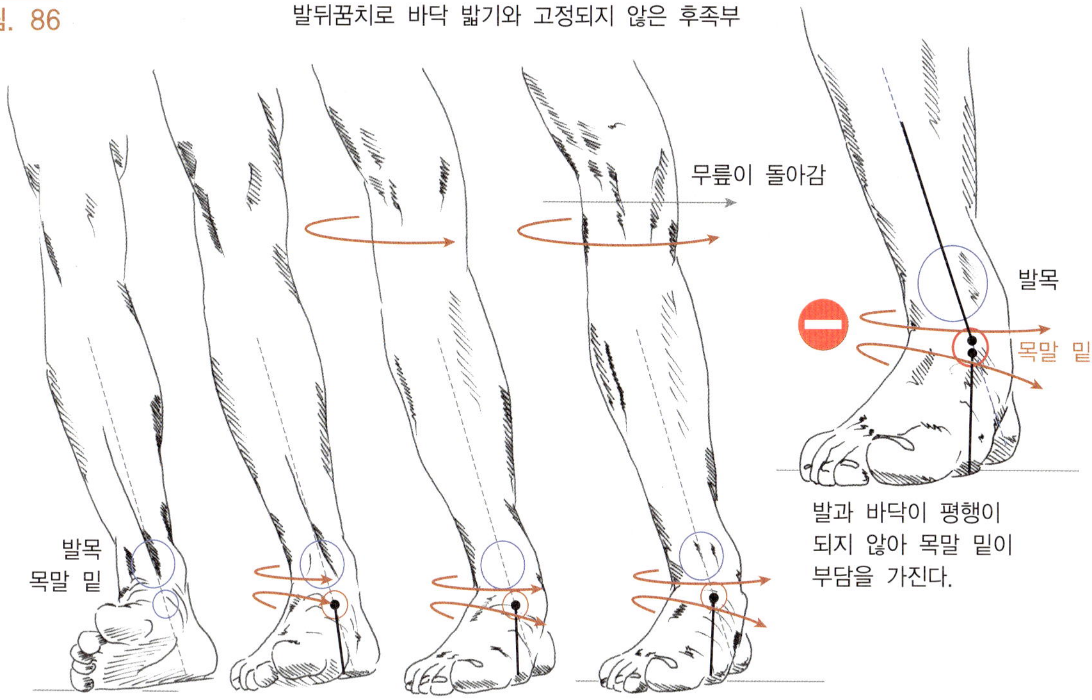

가쪽으로 바닥 밟기

발뒤꿈치나 또는 발바닥 전체로 편평하게 바닥을 밟을 때, 앞에서 살펴본 같은 구조를 볼 수 있는데, 차이점은 목말 밑 관절에서 가쪽으로 기우는 경향에 있다(하체 가쪽돌림이 발생하면서 안쪽번짐/뒤침 움직임)(그림. 87). 반대로, 전족부로 바닥을 밟을 때, 발의 뒤틀림이 줄어들면서 전족부는 후족부와 독립적으로 회전한다; 안쪽궁은 편평해지고 발뒤꿈치는 전족부에 비해 바깥쪽으로 이동한다(그림. 88). 뒤틀림 관절 복합체 움직임의 크기에 따라, 다리가 기울수록, 발뒤꿈치는 전족부에 비해서 바깥쪽으로 더 많이 이동한다. 다른 한편으로, 일단 바닥을 밟으면, 앞에서처럼, 전족부 경계면은 다리방향을 바꾸게 하거나 또는 기울기의 강도를 변화시킨다. 따라서 전족부로 바닥 밟기와 결합되어진, 기능적인 발은 구조조직을 변질시키지 않고 더 많은 움직임의 가능성을 지니므로 생체역학적인 효율성을 발달시킨다고 말할 수 있다.

축구에서 페널티킥이나 프리킥에서 바닥을 밟는 것을 예로 둘 수 있다. 바닥을 밟을 때 다리가 기울어지는, 럭비, 핸드볼, 테니스… 같은 운동에서도 똑 같은 현상을 찾을 수 있다.

그림. 87

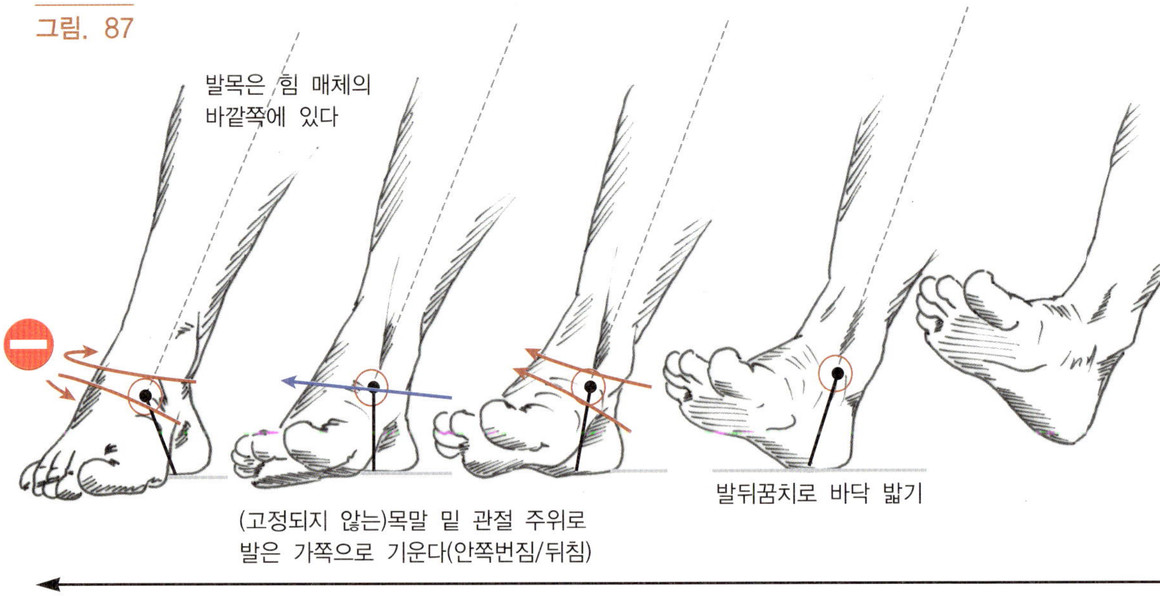

그림. 88

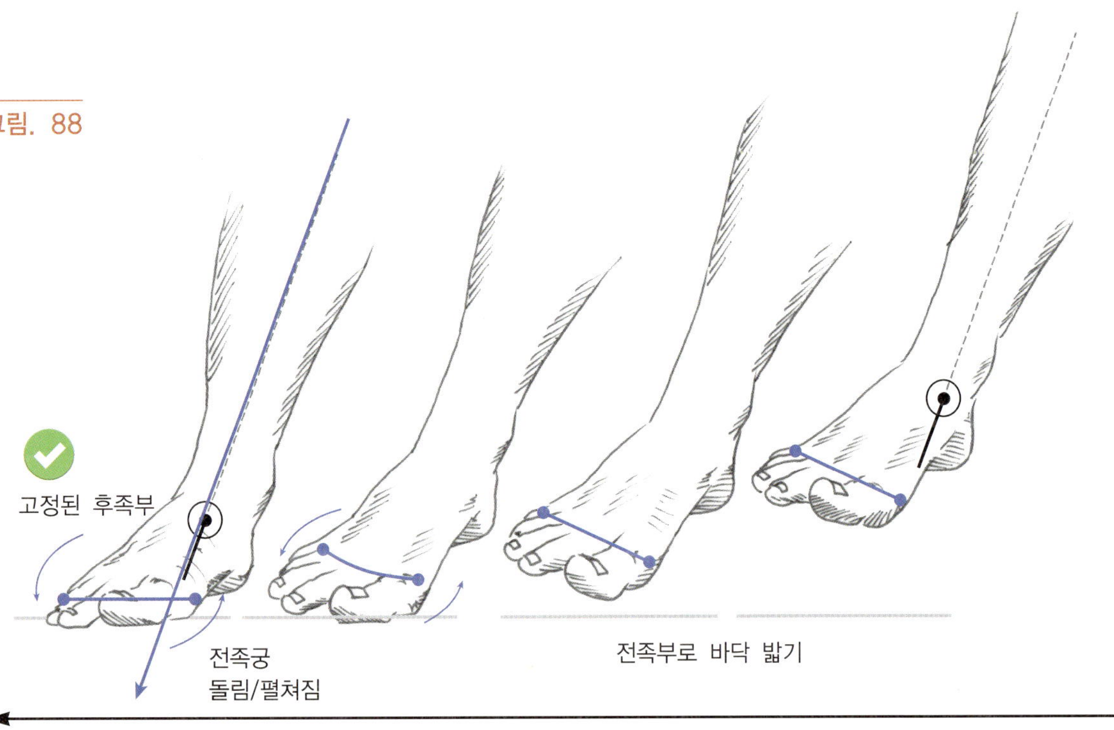

● 축구에서 바닥 밟기

기울어진 다리로 바닥 밟기

페널티킥에서, 바닥을 밟는 다리가 기울어질수록, 발바닥은 바닥에 비해 측면으로 더 많이 기울어진다. 그렇기 때문에, 다리에 부과되는 내적 제약은 크다. 발뒤꿈치로 바닥을 밟으면 발이 바닥에 적응하지 못하는데, 즉 바닥과 다리 나머지 부위가 최적으로 연결되는 모양이 만들어지지 않는다. 이러한 상황은 자세가 매우 불안정해지고 발뒤꿈치가 쉽게 안쪽으로 기울게 한다(그림. 89). 이러한 이유로 인해, 바닥이

그림. 89

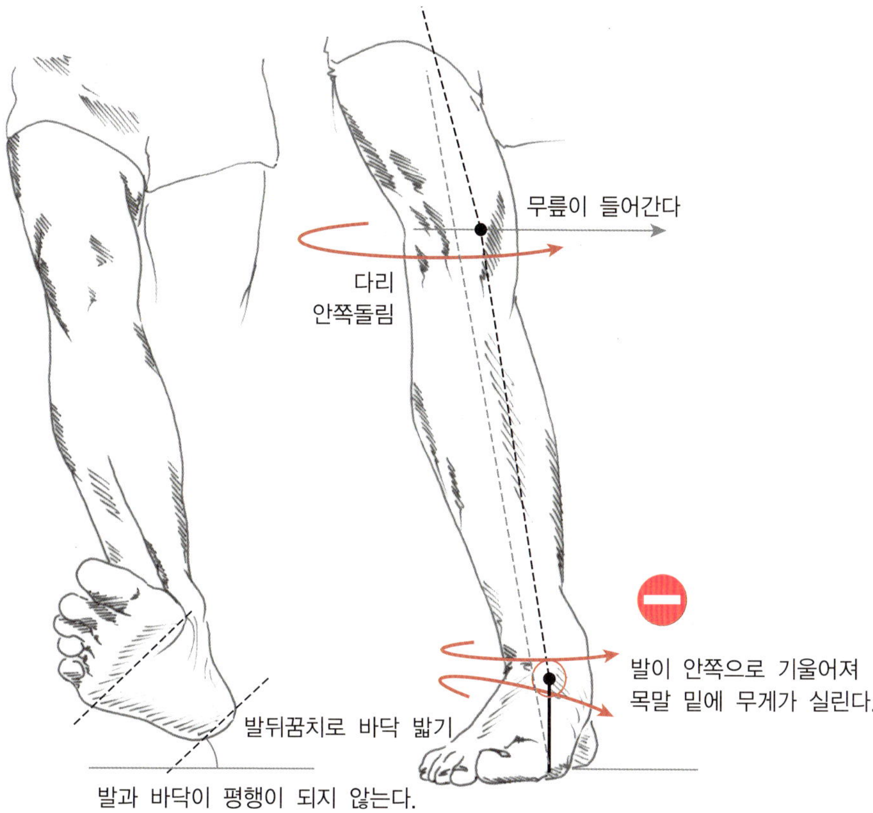

딱딱하고 변형되지 않을 때, 축구선수들의 다리가 자주 안쪽으로 기우는 것을 볼 수 있다(아래에서 ***부드러운 땅***을 참조할 것). 다리 정렬이 무너진다; 발 가쪽번짐, 정강뼈 안쪽돌림, 무릎 돌아가기… 따라서 기술적인 몸짓은 불균형, 정확성의 손실과 병적인 원인이 되는 많은 보완을 통해 만들어진다.

❖ 페널티킥을 찰 때 골대 앞에 카메라를 설치하고, 공을 차는 선수의 발을 촬영하고 효율적이면서 역동적인 관절의 중첩을 유지하는 능력을 평가한다.

발차기가 정지할 때 또는 움직일 때, 발뒤꿈치로 바닥을 밟는 것은 가능하지만 효율적으로 바닥을 밟는 것은 아니다. 이러한 밟기는 많은 보완작용이 필요하다.

게다가, 발뒤꿈치로 바닥을 밟고 있으면, 다리 기울기를 변화시킬 수 있는 가능성과 다리 방향을 바꿀 수 있는 가능성이 제한된다.

❖ 부드러운 땅

발뒤꿈치로 바닥을 밟는 경우, 부드러운 땅에서는 땅이 파이면서, 땅에서 발 모양이 만들어진다. 하지만 이러한 모양을 만들기 위해, 선수는, 목말 밑 관절(목말–발꿈치–발배뼈 복합체)을 제어하면서, 매우 강력한(뒤정강근…), 측면근육들이 있어야 한다. 그렇다고 해도 바닥에서 오는 힘을 완화시키는 것은 한계가 있는데 왜냐하면 다리는 거의 펴지지만 장딴지는 작용하지 않기 때문이다; 따라서 관절들은 더 많이 충격을 받는다. 그렇기 때문에, 페널티킥이나 프리킥에서, 발뒤꿈치로 바닥을 밟는다 하더라도, 축구선수들은 부드러운 땅에서 관절의 중첩을 유지할 수 있다.

만약 바닥이 건조하면서 딱딱하거나 또는 시합이나 연습할 때, 발이 바닥 안으로 들어가지 못하는 인조구장에서 이루어질 때 어떤 일이 발생하는가? 후족부는 뒤정강근에 의해 유지되지 못한다. 발은 가쪽 모서리로 서 있을 수 없다. 따라서 위에서 언급한 생체 역학적 결과를 동반하면서 발은 안쪽으로 기운다. 딱딱한 지면에서 바닥을 밟는 기술만큼, 적당한 지면을 선택하고 지면을 적당하게 유지하는 것이 매우 중요하다. 제어된 전족부로 바닥을 밟는 것은 발 구조조직을 그리 변형시키지 않을 수 있다.

연습 – 신발 신고 연습하기

서서, 발뒤꿈치는 바닥에 놓고, 무릎을 약간 굽이고 양 다리 사이에 약간의 틈이 있도록 하고, 바닥을 밟고 있는 발을 앞에 놓고 연습을 시작한다. 다리의 구조가 붕괴될 때(관절 중첩이 무너짐)무릎을 안쪽으로 가져오고 관절들에서 발생하는 움직임을 느낀다; 이 연습의 목적은 바닥을 밟을 때 무릎이 돌아가는 것과 발이 기우는 것을 알아내는데 있다.

이 변화에 대해 충분히 인지했으면, 여러 종류의 지면위에서 (어느 정도의 습기와 밀도가 있는 모래위에서, 부드러운 땅위에서, 인공적인 땅에서…) 바닥을 밟으면서 공을 차는데, 공을 항상 동일한 속도로 그리고 동일한 경로로 찬다.
발뒤꿈치로 지면 밟기를 해보고, 그 다음에 어떤 용이함을 느껴야 한다. 그러나 관절 중첩을 유지하는 것은 아니다.

다음과 같은 사실을 알 수 있다: 목말 밑 관절이 충분히 안정적이 되면, 발 모양이 만들어질 수 있는 약간 물기가 있는 모래에 발을 박는다. 모래에서 발을 조심스럽게 빼면서, 바닥을 밟을 때 발생했던 발 모양이 다리 축에서 수직인 발자국과 수평이라기 보다 사선인 발자국모양을 관찰한다. 점진적으로, 물렁한 땅에서 딱딱한 땅으로 옮기면서, 땅에 발모양을 만드는 것이 더욱 더 어려워지기 때문에, 더 이상 발 모양이 만들어지지 않을 것이다. 이 순간, 발과 다리의 나머지 부위와 함께 발뒤꿈치는 기울어지고, 다리정열이 붕괴된다.

관절 중첩(다리조직)의 정도와, 그리고 결과적인 몸짓기술의 효율성은 바닥 밟기의 기술과 바닥의 견고함에 따라 다르다.

최적의 생체역학 – 프리킥에서, 발뒤꿈치로 바닥을 밟게 되면 다리 기울기 때문에 발뒤꿈치가 전족부 수평축 안에 있어야 하는데도 불구하고 발뒤꿈치를 전족부 수평축 바깥쪽에 위치하게 된다. 이는 자세를 불안정하게 만든다. 그렇기 때문에, 전족부로 바닥 밟기를 하는 것은 것만이 발이 최적의 상태로 적응되도록 하고 따라서 효율적으로 바닥을 밟게 된다.

❖ 보완하는 능력, 관절을 구성하고 있는 뼈들을 결합하는 연결 요인들의 탄성, 관절이 어느 정도 변질되고 난 후에 늦게 나타나는 통증… 매우 정확한 몸짓을 발달시키지 않으면 이러한 요인들의 위치가 장기간에 걸쳐 이동한다.

(다리구조) 조직이 이러한 보완작용이나 그 움직임의 결과를 더 이상 제어하지 못하는 순간까지 이러한 결함을 보완할 수 있는 움직임이 중요하다. 또한 축구에서 (생리적인, 심장과, 근육, 정신에 관한, 유전적인…)기록에 관계되는 다양한 요소들은 마찬가지로 ***생체 역학적 효율***을 인지하지 못하게 한다.

하지만, (행하고 있는 스포츠 종목에 따라)높은 수준의 스포츠 활동, 재활과 부상에서 치료된 조직은 보완적인 움직임을 할 수 있는 여력을 축소시키고, 또한 어떠한 몸짓을 갑자기 행하려고 할 때 좀 더 정확한 몸짓을 해야만 한다. 부상의 경우, 아주 작은 편차는 재발위험을 즉시 경고한다. 높은 수준의 스포츠 운동의 경우, 반복적인 몸짓과 제약의 수준으로 인해, 이러한 원칙들을 지키지 못함으로 ***직접적인 충격 없이 부상이 발생하기*** 쉽고, ***효율성을 제한한다.*** 그렇기 때문에 기능적인 발과 결합된 전족부로 바닥을 밟는 것이 안전하다.

전족부로 바닥 밟기를 제어할 수 있는 것은 몸을 움직이는 능력에 달려있다. 이러한 의미에 어떻게 바닥을 밟느냐에 따라 근육의 배분이 달라진다; 달리기선수가 전족부로 달리는가 또는 발뒤꿈치로 달리는가에 따라 근육의 배분이 다르다. 두 개의 다른 몸과 두 개의 다른 몸짓. 전족부 최적의 생체역학에 일치하는 근육과 몸 구조의 적응(인대, 뼈.......)은 몇 개월, 게다가 몇 년의 연습으로 획득된다. 그렇기 때문에 적절한 근육-골격계를 갖추지 않는 사람이 프리킥을 하기 위해 전족부로 바닥을 밟으면 효율적으로 공을 차는 것을 통제할 수 없고, 효율적이고 무의식적으로 이 다양한 부위들을 배치시킬 수 없다. 사람이 움직이고자 하는 기술적인 몸짓에 적합한 몸을 만들어야 하는데, 이는 완전히 다른 기술적인 전략이다.

● 몸짓의 효율성을 강화하고 따라서 기록을 높인다

역동적인 자세를 목적으로 취하는 과정은 각 움직임에서 보완 움직임을 제거하려고 하고 또한 이러한 보완 움직임의 몸짓이 생기지 않도록 하는데 있다. 정확성을 요구하는 수준의 바이오론니스트의 이미지를 생각하면 된다. 연주가는 악보를 잘못 연주 할 때, 정확하게 연주하지 않은 것을 인식하고, 잘못 연주한 부분을 아는 것은 항상 가능한데, 편안함과 유연함속에서, 연주가는 음률을 통제하면서 연주를 완벽하게 하려고 한다. 스포츠선수는 스포츠 결과에 대해 주의를 하지만, 아주 많은 변수가 좋은 결과를 낳을 수 있고, 아주 많은 변수가 많은 실수를 낳을 수 있다는 것을 흔히 잊고 있다. 단 하나의 몸짓이라도 생체 역학적으로 효율적이다. 따라서 전문선수(직업선수), 완벽을 추구하는 사람들과 또는 상해를 받았을 때 나타나는 불안정을 바로 잡기 위해 기술적인 몸짓을 행하는 과정에 점진적으로 정착하는 보상체계에 관심을 쓰지 않으면서 단순히 결과에 만족하기만 하는 스포츠맨들과 구별해야 하는데, 후자는 스포츠 활동 중이나 또는 상해를 입었을 때 나타나는 불안정한 자세를 바로 잡기 위해서 기술적인 몸짓을 행하는 과정에 신경을 쓰지 않는다. 이 과정은 보상체계가 점진적으로 정착하므로 시간이 걸린다. 후자의 경우, 이렇게 작용하면, 움직일 수 있는 여분이 점진적으로 줄어들고, 어떤 부위들이 지나치게 자극을 받으면서 병적인 현상이 나타난다. 이러한 유형의 스포츠맨은, 성과가 목적이고 이 성과는 결과가 아니지만, 만약 어느 날 이러한 성적을 획득하지 못하면 정신적으로 힘들어진다. 선수는 왜 이러한 성과가 더 이상 나오지 않는 것을 이해하기는 어렵다… 다시 좋은 기록을 내기위해 측정된 몸짓을 다시 발견하는 여정은 매우 길어지게 된다.

● 역동적인 발, 역동적인 발걸음

바닥을 밟을 때, 다리는 제약을 받게 되어 굽는다. 이 제약은 무게중심의 하강, 엉덩이, 무릎과 발목 굽힘/폄 등인데, 굽힘의 강도는 이 제약들의 매개변수를 조절하는 근육의 긴장도에 달려있다. 그리고 따라서 긴장도 강도에 따라(근육의 경직과 탄성(반응 능력)), 바닥을 밟는 것은 어느 정도 역동적, 반사적이다. 이러한 점을 이해하기 위해, 제자리에서 점점 더 강하게 위로 뛴다. 이 뛰는 강도가 어느정도의 수준에 도달하면, 이 움직임을 유지하기 위해 약간의 노력만 있으면 되고, 바닥을 밟는 것은 더 역동적, 탄성적이다. 하지만, 긴장도의 문턱에 넘어서면 효율성이 감소하고 제약들이 몸을 강하게 충격을 준다.

다른 매개 변수들은 역동적인 발걸음을 발달시킨다. 왜냐하면, 바닥을 밟을 때, 굽힘/폄 움직임은 무게중심 높이를 통제하는 유일한 움직임이 아니다. 발(목말-발꿈치-발배뼈 복합체) 가쪽번짐/안쪽번짐 움직임과 엉덩이 벌림/안쪽돌림과 모음/가쪽돌림 움직임은 또한 무게중심의 높이를 변화시킨다. 그렇기 때문에 긴장성은 이 움직임들을 통제하는 근육들에서도 또한 나타난다. 병적으로 외번족이 나타나는 경우, 다리는 안쪽으로 무너지는 경향이 있다는 것을 환기시킬 필요가 있다; 발은 가쪽번짐이 되고(그림. 90),

그림. 90

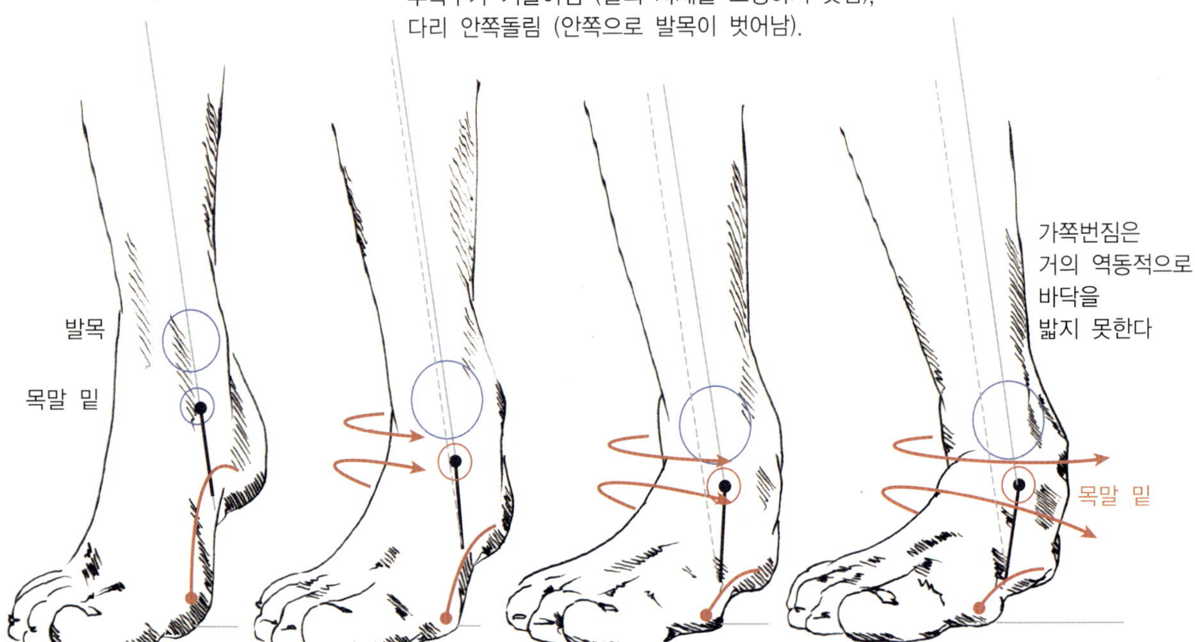

엉덩이는 모음/안쪽돌림(무릎은 돌아간다)이 된다. 뒤정강근은 발의 가쪽벌림에 저항하고 발 벌림근/안쪽돌림근은 모음/안쪽 돌림의 제약에 저항한다. 다른 한편으로는, 엉덩이와 목말 밑 움직임은 상호 의존적이고 무릎 관절에서 돌림을 유발한다(그림. 90).

바닥을 밟는 효율성은 공간 3면에서 일어나고 굽힘/폄 움직임을 관리하는 것만으로 축소할 수 없다. 바닥의 반작용력을 조절하기 위해, 효율적이고 역동적으로 바닥을 밟기 위해서는 절대적으로, 다리에서 굽힘/폄 움직임만 발생해야하고, 다른 움직임(목말 밑에서(안쪽번짐/가쪽번짐), 엉덩이에서(벌림/모음, 안쪽돌림/가쪽돌림)들과 무릎에서 돌림움직임이 발생해서는 않된다. 하지만 눈으로 보이는 움직임이 없다고 해서 근육계가 작용하지 않는 것이 아니라, 너무 쉽게 등장성수축을 잊어버리기 때문이다. 역동적으로 바닥 밟기 능력을 개선하기 위해, 전두면과 수평면에서 (엉덩이, 무릎, 발목, 목말 밑)관절들의 위치를 고정시키는 방법을 배워야 하고 굽힘/폄 움직임으로만 바닥에서 오는 반작용력을 줄이는 방법을 배워야 한다. 앞 사람을 관찰하면서, 관절들의 위치를 고정하는 것을 평가할 수 있다(역동적인 관절 중첩원칙).

역동적인 발은 발목관절에 의해 바닥에서 반작용력을 조절하는 기술적인 측면 외에도, 목말 밑 관절(안쪽번짐과 가쪽번짐의 제약을 통제)을 고정하고 (전족부와 후족부를 분리하는)뒤틀림 관절 경계선의 조절능력에 달려있다. 전족부는 발이 기울어지는 것을 무력화시키는 경계면의 기능을 하고 따라서 바닥과 다리 나머지 부위(후족부 포함)사이를 효율적으로 연결시킨다. 이 체계는, 후족부(목말 밑 관절) 고정과 뒤틀림 관절 경계면, 굽힘/폄 움직임을 실행시키는 근육수축을 효율적으로 유도한다. 이렇게, 예방과 효율성을 위해, 구조조직을 고정시키는 것과, 바닥을 밟으면서 발생하는 반작용력을 완화시키는 것, 이 두 기능은 서로 상호의존적이다. 만약 이 두 요소 중 한 요소 또는 두 요소 모두 문제가 있으면, 전두면과 수평면에서 눈에 보이도록 구조가 붕괴되고(역동적인 관절 중첩원칙) 효율성이 사라진다. 역동적인 발걸음은 자세-역동 매개변수를 고려해야하고 기능적인 발이 되도록 하는 것이 요구된다.

결론

갓난아기의 전족부는 유동적이고, 유연하고, 움직임이 자유로우며, 이미 후족부와 분리되어 있다. 이러한 사실을 이해하기 위해 전족궁에 검지를 조심스럽게 놓는 것으로 충분하다. 이 때 손가락 끝의 연한 살과 접촉을 유지하기 위해서는 발가락에서가 아니라, 발허리뼈에서 발생하는 지속적이고 명확한 조정을 인지해야 한다. 이렇게 첫째와 다섯째 발허리뼈 움직임과 상호의존성을 명확하게 인지한다. 후족부에 비해서 전족부의 이러한 유동성과 상호의존성은 갓난아기가 탄생할 때부터 존재하고 이러한 기능이 작용한다. 이 두 부위를 움직이지 못하게 하는, 딱딱한 신발을 신으면 점진적으로 이 최적의 생체역학을 굳게 만든다. 이 구조를 이해하기 위해, 몇 주간 기브스를 하고 난 후, 경직된 관절인 팔목이나 손목을 재활하는 것을 상기해 본다. 단하지보조기처럼 발이 딱딱한 신발을 매일 신는다고 상상해보자. 신발 안에 발이 있으면, 뒤틀림 강도를 더 이상 발전시킬 수 없다. 즉, 신발로 인해 발에 부과된 뒤틀림 강도는 신발을 벗어야만 발전할 수 있다는 것을 암시한다. 이렇게, 한 주, 한 달, 1년이 지나감에 따라 점진적으로 발모양은 자동적으로 형성된다. 발은 딱딱한 신발의 지속적인 죔에 의해서, 위에서 보았듯이, 신발의 영향과 관절의 보상작용으로 어느 정도 발이 뒤틀림으로 굳어진다,

이렇게 최적의 생체역학을 기능하지 못하게 하는 것은, 기능을 결합하는 능력을 지닌, 전족부가 충격을 완화하는 경계면의 기능을 수포로 돌아가게 한다. 그렇기 때문에, 발이 이러한 유동성, 유연성, 역동성을 유지하고 그리고/또는 이러한 기능들을 발달시키기 위해, 바닥을 밟을 때 효율성에 의거하고, 염좌를 예방하기 위해, 대부분의 시간을 맨발로 걸어야 하고 신발을 신는 것에 조심해야 한다.

발 작용과 발이 다리와 연결되는 방법을 이해하지 못하고 의식하지 못한다면, 발을 어떻게 바닥을 놓고, 어떻게 펴고, 무엇을 시도해야 할 것과 사용할 수 있는 방법을 절대 알 수 없을 것이다. 따라서 결론적으로 다음과 같은 질문을 할 수 있다: 어떤 부위를 되는대로 움직이기를 원하는가? 몸에는 의식이 없고, 우리가 몸에 대해 생각해야만 한다. 우리들의 자세에 특별한 관심을 가지고 있다는 느낌을 주는, 어떤 자세기구가 위험하지 않더라도, 우리자세에 대한 문제가 해결되는 것이 아니다. 다만 몸 작용에 대한 다른 관점과 몸에 대한 의식만이 몸을 제어할 수 있게 한다. 이는 어떠한 몸짓도 기술적이라는 사실을 인정하는 것으로부터 출발된다. 하나의 결과를 얻기 위해 비록 수많을 몸짓(역동적인 생체 역학적 전략)을 할 수 있다 하더라도, 유일하게 몸의 조화만이 더 효율적이고, 최적의 생리, 지속적인 작용을 하는데 유리하다. 이제는, 잘못 이해하여 전통적으로 《자연 스러운》 이라고 부르는 무의식적인(자동화된) 몸짓이 최적이고 생리적이라는 생각이 옳지 않다는 것은 자명하다. 생물체는, 통증을 유발하면서, 통증을 사라지게 하기 위해 몸의 조화를 의식적으로 또는 무의식적으로 변형시키면서 반응하게 하고, 최후에는 새로운 보완을 첨가하면서, 《극단적인 한계성까지》 이르게 하는 자세를 유지하라고 지시하지는 않는다. 중요하긴 하지만, 에너지 효율적인 면이나 생리적으로 많은 노력을 요구한다. 이러한 보완기능을 갖추고 있는 기관을 보호하기 위하여, 몸동작과 자세를 합리적으로 구성하는 방법을 배워야 한다는 개념을 필수적으로 가져야 할 것 같다. 자신의 몸짓과 몸짓이 가능한 영역(자세의 가변성) 등을 되돌아보고 분석하는 시간을 가지지

않는다면, 자신이 가고 있는 방향이 어딘지 모르고 되는대로 방향을 바꾸며 우왕좌왕하는 것처럼 길을 잃을 것이나 다름없다. 몸짓을 하는데는 어떠한 숙명적인 힘이 존재하는 것이 아니고 몸짓을 통제할 수 있는 의식적인 작용만이 있을 뿐이다.

부록 (Annexe)

안쪽궁

전족궁은 전족부와 후족부사이가 뒤틀어지는 움직임이 발생할 때 나타나는 발모양이다. 마포조각을 잡고 짜면서 물기를 뺄 대, 마포조각의 가장자리부위에서 부터 나선모양이 형성된다. 마포조각의 두께 때문에, 이 나선모양은 어느 정도 두께가 있다. 이 나선형은 손으로 마포조각을 짤 때 발생하는 뒤틀림으로 인해 나타난다; 양손은 같은 면에서 두 힘이 작용하지만 방향은 반대이다. 따라서 나선모양이 나타나는 것은 뒤틀림 구조의 결과이다. 전족부와 후족부사이에서 발생하는 뒤틀림구조로 인해, 발 안쪽궁은 같은 방법으로 나타난다. 뒤틀림 강도에 따라, 마포조각에서 나선모양은 발의 전족궁처럼 어느 정도 움푹 파인다. 후족부는 다리축의 연장에서 수직으로 있는 반면에, 전족부는, 사선방향에서 수평방향으로 바뀌기 위해, 후족부와 독립적으로 회전한다. 이러한 형세는 전족부가 더 넓은 면으로 바닥을 밟도록 하고 안정성을 유지하는 것을 용이하게 하고 따라서 두발로 균형을 잡고 서서 있도록 한다.

따라서 안쪽궁 밑에 깔창을 깔아 안쪽궁을 고정시키려 해서는 안되고, 전족부와 후족부사이에서 적절한 뒤틀림이 발생하도록 해야 한다. 그렇기 때문에 신발에 전족궁을 고정시키거나 또는 발바닥 궁에 어떤 것을 넣어 이 부위를 고정하는 것을 말하는 것은 현실적으로 발 구조와 일치하지 않는다. 뒤틀림 강도는 바닥을 밟는 것에 따라 변하기 때문에 위의 내용은 더욱 더 사실이다.

기능적인 발

기능적이라고 하는 발이 되는 것은 다음과 같은 조건을 갖추었을 때이다:

- 목말 밑 관절(목말-발꿈치-발배뼈 복합체)은 방향이 측정되고 고정된다. 목말 밑 관절은 다리에 비해서 발의 방향을 결정한다는 것을 기억하자 ;
- 측면근육(뒤정강근, 짧은종아리근, 긴종아리근)은 강력하고 측정된다;
- 뒤틀림의 관절 경계선은 유동적이고 유연하다 ;
- 전족부와 후족부는 분리된다 ;
- 전족궁은 유연하다 ;
- 뒤틀림 강도는 본능적으로 중립자세와 가깝다(뒤틀림 강도는 맨발로 편평한 바닥을 밟고 맨발이 바닥과 평행이 되고 무게중심과 평행이 되는 것과 같다).
- 공중에서 전족부와 후족부를 분리하는 능력은 목말 밑을 움직이지 않고 나타난다.

무의식적인 뒤틀림 강도

휴식을 취할 때와 그리고 바닥을 밟지 않을 때에, 뒤틀림 복합체(뒤틀림 관절 경계선)를 제어하는 다양한 근육들 사이에서 생기는 긴장배분으로 인해 발이 무의식적으로 어느 정도 비틀어진다. 어떻게 걷느냐, (엉덩이 관절과 목말 밑 관절에 의존하는) 역동적인 관절 중첩 수준에 따라, 그리고 발의 기능적인 능력에 따라서 뒤틀림의 강도는 어느 정도 커진다. 이 요소는 바닥을 밟는 올바른 방법을 숙지한 만큼 달라진다.

역동적인 관절 중첩(역동적인 관절 중첩)

역동적인 관절 중첩은 관절정렬을 유지하는 능력에 달려있다[1], 즉 어떠한 동작을 하더라도, 관절의 배치(엉덩이와 발뒤꿈치 아래 가장자리를 통과하는 축(전두면) 위에 무릎, 발목, 목말 밑(그림. 91))에 달려있다. 따라서 개인이 관절을 어떻게 배치하는 가를 평가할 수 있고, 또한 개인이 무의식적으로 움직일 때 관절의 배치가 변화하는 것을 평가할 수 있다. 압력의 배분/각 관절의 긴장은 이 축에 의한 것 보다는 관절 배치에 따라 변한다.

그림. 91

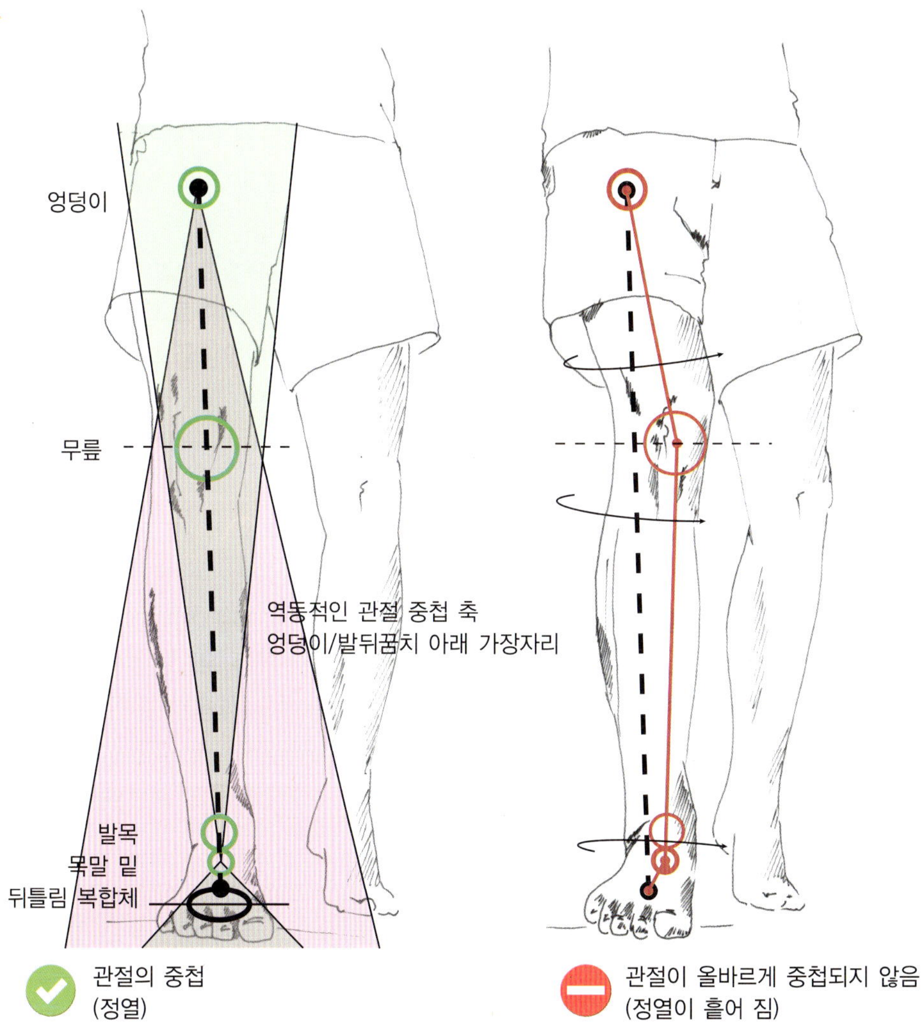

1 개인의 자세 변이성과 변형 또는 병적인 증세는 제외

두 개의 관절, 엉덩이 관절과 목말 밑 관절, 역동적인 관절 중첩 축보다는 다리를 구성하는 다른 관절들의 배치를 직접적으로 조절한다. 이러한 범주에서, 엉덩이는 내려가는 작용을 하고 발까지 영향을 미친다. 반대로, 목말 밑 관절은, 엉덩이까지 영향을 미치면서, 올라가는 작용을 하지만, 또한, 전족부와 후족부 사이에서 뒤틀림 강도를 변화시키면서, 내려가는 작용을 한다.

다른 한편으로, 무릎(수평면에서 무릎의 결합)돌림을 제어하는 것은 관절들의 중첩을 유지하는 결정적인 요소 중 하나이다. 사실, 예를 들어, 엉덩이 안쪽돌림(전족부로 바닥을 누름)때 다리 구조가 흐트러지지 않고(효율성과 제약의 균형) 그리고 이 움직임이 감소하지 않고 발까지 완전하게 전달되는데, 무릎에서 결합이 없는 경우는 이러한 현상이 발생하지 않는다.

하체염좌를 예방하는 것은 이 변수전체를 통제하는 것에 달려있고 다리 기능을 전체적으로 개념화하는 것, 즉 다리를 구성하는 다른 관절들 사이의 상호작용과 관계가 필요하다.

그림. 92

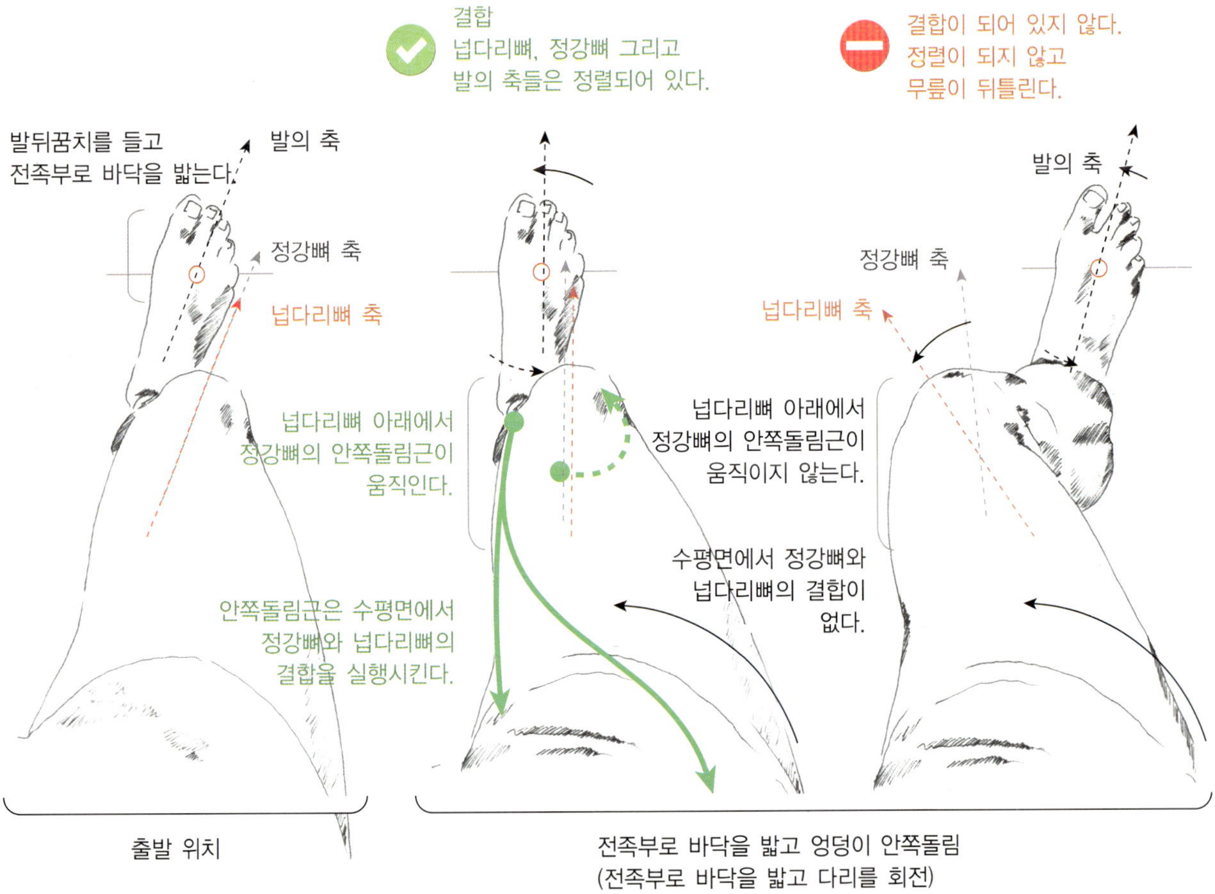

무력화 시키는 경계면(전족부)

뒤틀림 관절 경계선으로 인해, 전족부로 바닥을 밟으면, 전족부는, 바닥과 다리 나머지 부위(후족부를 포함)를 연결하는 요소가 되는, 경계면이 된다. 이 경계면은, 어느 정도, 바닥의 경사와 울퉁불퉁한 면이 다리 나머지 부위에 영향을 주지 못하도록 하면서 바닥의 경사와 울퉁불퉁한 지면이 다리에 영향을 미치지 못하게 한다(다리조직을 보호하고 안정성유지). 전족부 경계면은, 다리조직을 유지하면서(효율성, 정확성), 뒤틀림 구조로 인해, 다리가 방향을 바꾸고 바닥을 바르게 밟게 하면서 다리를 기울게 하는 경계면이 된다(전족부에서 압력배분은 움직임의 폭에 비해 거의 변하지 않고 심지어는 움직임의 폭이 커져도 변하지 않는다). 이렇게 전족부는 다리에서 발생하여 내려가는 제약과 바닥에서 발생하여 올라가는 제약을 없애준다. 뒤틀림 구조만을 연구하면, 뒤틀림 구조는, 거의 효율적이지 않는 것처럼 보이지만. 반면에, 다리의 다른 관절들과 역동적인 관절 중첩원칙과 결합되면, 뒤틀림 구조는 완전히 다른 능력을 나타내고 따라서 주요한 역할을 한다.

뒤틀림 관절 경계선

뒤틀림 관절 경계선은 전족부와 후족부를 구별 짓고 뒤틀림 움직임이 발생하도록 한다(그림. 93). 전족부는 쐐기뼈, 허리뼈, 발가락뼈로 구성된다. 후족부는 발꿈치뼈, 목말뼈와 입방뼈로 구성된다,

뒤틀림 움직임과 뒤틀림 풀림 움직임은 발에서 수직축 하나만 나타나게 하는 것이 아니라 두 개의 수직축이 나타나게 한다. **수평면에서 수직축 하나는 후족부에 다른 하나는 전족부에 나타나는데, 이 두 축의 방향은 뒤틀림 강도에 따라 변한다(그림. 94, Qr. 0); 이 움직임은 공간 3면에서 작용한다.**

그림. 93

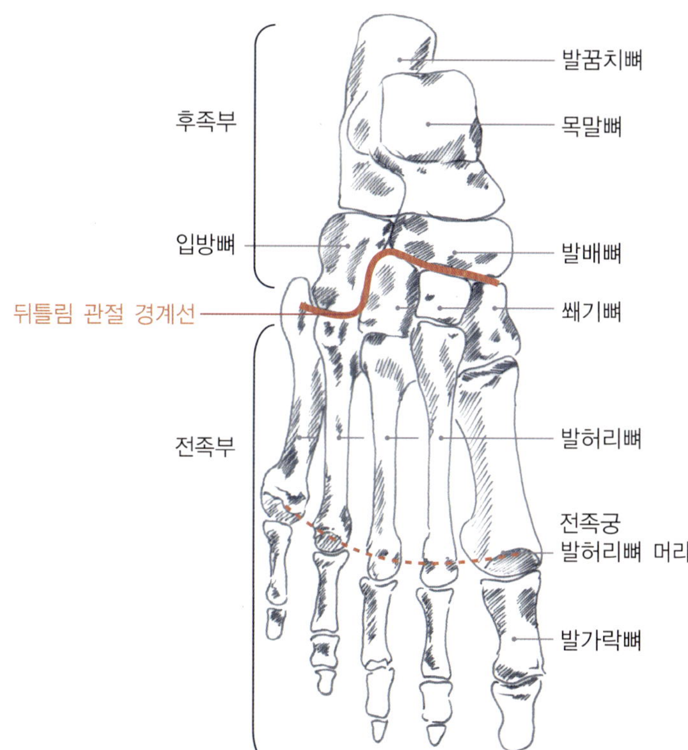

그림. 94 전족부와 비교해서 본 후족부의 수직축의 방향변화

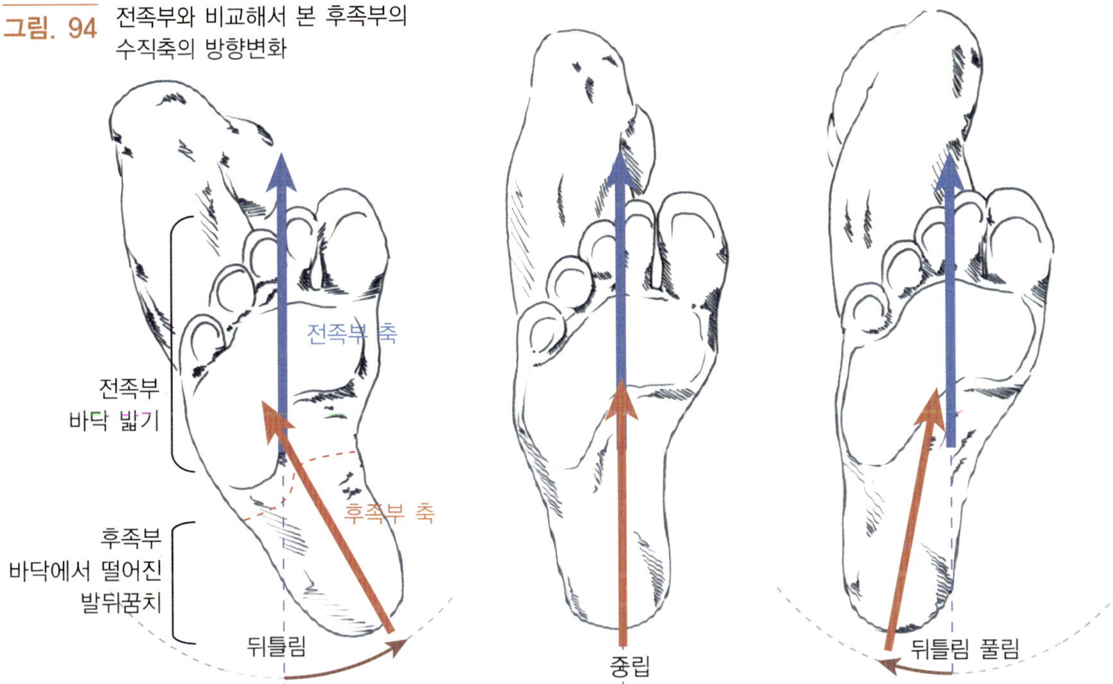

해부학적인 전문용어

시간이 지나면서, 뼈, 인대, 근육… 지칭하는 전문용어는 변했고, 그렇기 때문에, 책, 저자, 직업, 받은 교육에 따라, 같은 해부학적 요인을 지칭하는데도, 명칭이 다를 수 있다. 이 책에서 자주 사용하는 다른 용어들과 다른 책에서 발견할 수 있는 용어들을 재편성한다.

- 근육
  - ➪ 긴근/측면긴종아리근
  - ➪ 짧은근/측면짧은종아리근
  - ➪ 뒤정강근/후경골근
  - ➪ 앞정간근/전경골근
  - ➪ 장딴지 세 갈래근/장딴지근

- 뼈와 관절
  - ➪ 종아리뼈/비골
  - ➪ 목말뼈/복사뼈
  - ➪ 발배뼈/주상골
  - ➪ 목말 밑/거골 밑
  - ➪ 목말뼈-발꿈치뼈-발배뼈 복합체/거골-종골-주상골 복합체
- 인대
  - ➪ 안쪽인대/측면내측인대
  - ➪ 측면인대/측면바깥인대

뒤틀림

-할 수 있는데, 이 뒤틀림은 평행한 두 힘에 의해 생기지만, 반대방향에서 가해지는 힘이다. 발은 마포조각처럼 회전하며, 그리고 이렇게 안쪽궁이 형성된다.

자세의 변이성, 해부학적인 변이성

자세의 변이성은, 발이 바닥을 밟는 것을 변화시키지 않거나 또는 발 방향을 변화시키지 않고, 부분을 구성하는, 각각의 관절을 다르게 배치하면서, 바닥을 밟을 때 움직일 수 있는 가능성의 폭을 의미한다; 변이성은 관절모양, 관절방향 과 유동성에 의해 결정된다. 뼈 조각들의 모양은 개인마다 다르다.

또한 자세의 변이성은 동일한 사람이라도 왼쪽, 오른쪽의 다리에서 다르게 나타날 수 있다. 이러한 의미에서 무릎움직임 폭을 예를 들면, 오른쪽 무릎과 왼쪽 무릎이 반드시 같다고 할 수 없다. 따라서 구조적으로 각 개인의 자세 변이성이 결정되어 진다. 이러한 원칙에 의해 교육받은 전문인이 자세의 변이성을 측정할 수 있다.

그림. 95

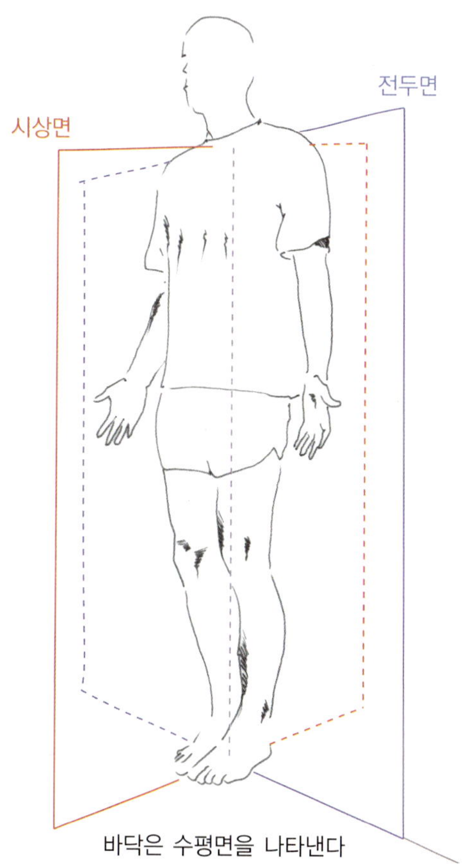

실행된 실습 요점 일괄표

		분리	유연성	고정 강화			
				1단계	2단계	3단계	4단계
실습	월						
	화						
	수						
	목						
	금						
	토						
	일						
실습	월						
	화						
	수						
	목						
	금						
	토						
	일						
실습	월						
	화						
	수						
	목						
	금						
	토						
	일						
실습	월						
	화						
	수						
	목						
	금						
	토						
	일						
실습	월						
	화						
	수						
	목						
	금						
	토						
	일						

		분리	유연성	고정 강화			
				1단계	2단계	3단계	4단계
실습	월						
	화						
	수						
	목						
	금						
	토						
	일						
실습	월						
	화						
	수						
	목						
	금						
	토						
	일						
실습	월						
	화						
	수						
	목						
	금						
	토						
	일						
실습	월						
	화						
	수						
	목						
	금						
	토						
	일						
실습	월						
	화						
	수						
	목						
	금						
	토						
	일						

참고문헌

- J. Brizon et J. Castaing, *Les feuillets d'anatomie*, Librairie Maloine, 1991.
- Adalbert-I Kapandji, *Anatomie fonctionnelle*, tome 2, *Membre inférieur*, Éd. Maloine, 1986.
- Frank H. Netter, *Atlas of human anatomy*, Cyba-Geigy Corporation, 1992.
- Sobotta, *Atlas d'anatomie*, tome 1 et 2, Éditions Médicales Internationales, 1995.

감사의 말

이 원고에 대해 조언을 해주고, 읽는데 시간을 보내고, 주석을 달고 교정을 해 준 Kathy에게.

여러 각도에서 매우 주의깊게 말을 분석하도록 도와준 Théo와 Thaïs에게.

집 고양이에게 이 보다 더 정상적인 것이 없는, 매우 효율적으로 중립화시키는 경계면을 지니고 이 저서를 교정하는 동안 성실한 친구인 Gedeon에게 .

또한 도와주고, 지지하고, 우정을 보여준 이에게 감사를 표현한다: Sandrine Bresard, Samir Berraiteb, Manoël Collon, Thierry Dentant, Jean-louis Fischer, Greg Lecaillon, Valérie Legembre, Arnaud Maillet, Jean-louis Tissier…